How a Tiny String Under the Tongue Impacts
Nursing, Speech, Feeding, and More

TONGUE-TIED

舌系带过短

原著 / 〔美〕**理查德·巴克斯特**

〔美〕梅根·穆索 〔美〕劳伦·休斯 〔美〕丽莎·莱希

〔美〕宝拉·法比 〔美〕马蒂·洛夫沃恩 〔美〕米歇尔·伊曼尔

主译 / **杨 凯 郑成燚**

重庆出版集团 重庆出版社

本书中文简体字版由重庆出版社在中国大陆地区独家出版发行。未经出版者书面许可，本书的任何内容不得以任何方式抄袭、复制或传播。

版贸核渝字（2021）第 051 号

图书在版编目（CIP）数据

舌系带过短 / (美)理查德·巴克斯特等原著; 杨凯, 郑成燚主译. —重庆: 重庆出版社, 2022.5
书名原文: Tongue-Tied: How a Tiny String Under the Tongue Impacts Nursing, Speech, Feeding, and More
ISBN 978-7-229-16703-5

Ⅰ.①舌… Ⅱ.①理… ②杨… ③郑… Ⅲ.①小儿疾病—口腔疾病—舌系带—诊疗 Ⅳ.①R788

中国版本图书馆 CIP 数据核字（2022）第 062846 号

舌系带过短
SHEXIDAI GUODUAN
原著　〔美〕理查德·巴克斯特 ｜〔美〕梅根·穆索 ｜〔美〕劳伦·休斯 ｜〔美〕丽莎·莱希
　　　〔美〕宝拉·法比 ｜〔美〕马蒂·洛夫沃恩 ｜〔美〕米歇尔·伊曼尔
主译　杨　凯　郑成燚

责任编辑：陈　冲
责任校对：廖应碧
装帧设计：Kostis Pavlou　鹤鸟设计

重庆出版集团
重庆出版社 出版

重庆市南岸区南滨路162号1幢　邮政编码：400061　http://www.cqph.com
重庆升光电力印务有限公司印刷
重庆出版集团图书发行有限公司发行
全国新华书店经销

开本：889mm×1194mm　1/16　印张：13.75　字数：270千
2022年5月第1版　2022年5月第1次印刷
ISBN 978-7-229-16703-5
定价：260.00元

如有印装质量问题，请向本集团图书发行有限公司调换 023-61520678

版权所有　侵权必究

《舌系带过短》中文版主译者

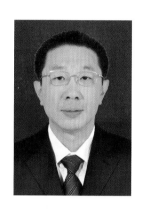

杨　凯

　　二级教授，主任医师，博士生导师，博士后合作导师。毕业于华西医科大学口腔医学系，后获四川大学临床口腔医学博士学位。现任重庆医科大学附属第一医院口腔颌面外科主任、中国抗癌协会口腔颌面肿瘤整合医学专业委员会常委、中华口腔医学会口腔颌面—头颈肿瘤专业委员会委员、中国医师协会口腔医师分会委员、重庆市口腔颌面外科专业委员会主任委员，为国家自然科学基金和国家教育部学位论文评审专家、国家住院医师规范化培训结业考核题库建设专家，重庆市口腔医学学术技术带头人，重庆英才·创业创新领军人才，获评重庆市高等学校优秀中青年骨干教师，先后获省部级医学科技进步奖4项，获批国家自然科学基金项目3项、省市级医学研究课题10余项（项目负责人），作为牵头人或主要参加者制定口腔颌面外科专业中国专家共识8项，以第一作者或通讯作者身份发表论文170余篇（SCI收录40余篇），主编或参编医学教材和专著6部，5项成果获国家专利授权，已招收培养硕士、博士研究生及博士后50余名。

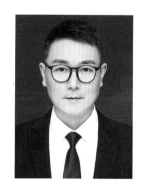

郑成燚

　　重钢总医院口腔科副主任医师，毕业于西南医科大学（原泸州医学院）口腔系。重庆市口腔医学会第一届、第二届口腔生物医学专业委员会委员，第二届牙体牙髓专业委员会委员，重庆市妇幼卫生学会口腔保健专业委员会委员，国内PMTC（专业化机械性牙齿清洁）技术引进和推广者。主编《专业化机械性牙齿清洁技术》，主译《儿童牙科：舒适的口腔之旅》《新PMTC——专业化口腔预防、保健与牙周辅助治疗技术》《儿童咬合发育管理——上腭形态、口腔机能与衰弱预防》《口腔卫生士临床手册》，参译《口腔正畸临床实用技术：口腔全科医师和口腔卫生士用书》，参编《龋病风险评估及管理实用技术》《口腔卫生士简述》《中国口腔种植体概览》。

《舌系带过短》中文版参译者

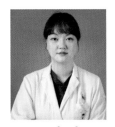

王青青

重庆医科大学附属口腔医院牙体牙髓科副主任医师，副教授，硕士生导师，口腔医学博士，中华口腔医学会牙体牙髓病学专业委员会专科会员。

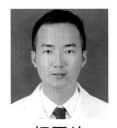

杨国均

川北医学院附属医院牙槽外科住院医师，口腔临床医学硕士，中华口腔医学会会员。

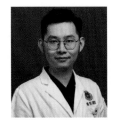

冉雄文

重庆医科大学附属口腔医院种植科主治医师，口腔医学硕士，加拿大UBC大学访问学者。

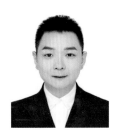

项　立

重庆医科大学附属儿童医院口腔科主治医师，口腔医学硕士，中华口腔医学会会员，儿童口腔医学专业委员会会员。

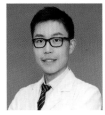

任　杰

重庆医科大学附属第一医院口腔科主治医师，四川大学华西口腔医学院口腔医学博士，日本东北大学牙学院访问学者。

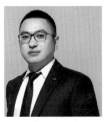

唐　洪

重庆医科大学附属第一医院口腔颌面外科主治医师，口腔医学硕士，中华口腔医学会会员。

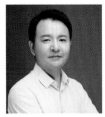

任道普

绵阳口腔医院副院长，主任医师，硕士生导师，四川省口腔医学会口腔颌面外科专业委员会常委、绵阳市口腔医疗质量控制中心业务主任。

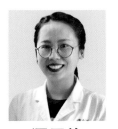

谭雪梅

德阳市人民医院口腔科主治医师，口腔临床医学硕士，四川省口腔医学会口腔颌面外科专业委员会青年委员。

（按姓氏笔画顺序排序）

《舌系带过短》原著者

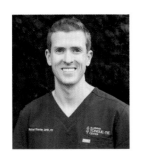

理查德·巴克斯特（Richard Baxter, DMD, MS）

　　Baxter博士是一名通过了专科资格认证的儿童牙医和激光外科医生。他和妻子Tara、双胞胎女儿Hannah和Noelle住在阿拉巴马州伯明翰（Birmingham, AL）。他是Shelby儿童牙科和Alabama舌系带中心的创始人和所有者，在那里他用二氧化碳激光矫正舌系带，以解决舌系带过短导致的哺乳、发音、牙齿、睡眠和喂养问题。他自己舌系带过短，他的双胞胎女儿在出生时就进行过唇舌系带治疗，所以对他来说，这是一个私人领域。在业余时间，他喜欢与家人待在一起，进行阅读和户外活动。Baxter博士还参加了许多海外牙科宣教之旅，目前正致力于几个与舌系带过短相关的研究和教育项目。

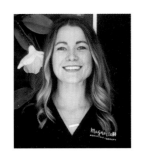

梅根·穆索（Megan Musso, MA, CCC-SLP）

　　Megan Musso是一位经过认证和取得执照的语言病理学家，也是路易斯安那州查尔斯湖Magnolia儿科治疗中心的创始人和所有者。她毕业于路易斯安那州立大学(Louisiana State University)，获得学士和硕士学位，此后一直致力于儿科喂养和早期干预。Musso在儿科的工作经验包括治疗患有口腔系带过短婴儿和儿童的喂养障碍、体质脆弱的婴儿、有特殊需要的青少年，以及患厌食或"挑食"的正常发育儿童。在业余时间，Musso喜欢喝一杯好咖啡，和丈夫一起旅行，并在Barbe高中担任田径教练。

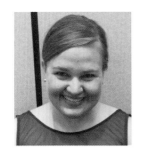

劳伦·休斯（Lauren Hughes, MS, CCC-SLP）

　　Lauren Hughes是一名经认证的语言病理学家，也是阿拉巴马州伯明翰儿童语言治疗中心（Expressions Pediatric Therapy）的所有者。她在南密西西比大学获得硕士学位，并接受继续教育，以进一步加深对喂养、口腔运动、说话和语言障碍的理解，为客户提供最优质的服务。在空闲时间，Hughes喜欢阅读，喜欢和朋友们在一起，喜欢看电影，喜欢去没去过的地方旅行。

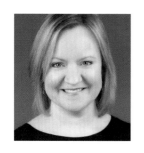

丽莎·莱希(Lisa Lahey, RN, IBCLC)

作为一名注册护士和哺乳顾问，Lahey从事母婴健康工作已有22年，她首先在医院分娩室、产后中心、新生儿重症监护室（NICU）和新生儿病房工作。作为一名工作了19年的国际认证哺乳顾问（IBCLC），Lahey对口腔系带组织和肌功能治疗有着特殊的兴趣，除了获得护理学士学位外，她还参加了许多培训和课程，为她的患者提供专业知识。Lahey现在在她的私人诊所，一个高级哺乳照护中心，为复杂的哺乳问题提供哺乳咨询和整体母乳喂养模式。Lahey还在印第安纳波利斯的一个功能性正畸办公室工作，为婴儿、儿童和成人提供肌功能评估和治疗。Lahey和其他同事一起教授国际认证哺乳顾问（IBCLC）大师班的系带评估和口腔康复课程。她喜欢和丈夫以及5个孩子一起去国家公园旅行，享受大自然。

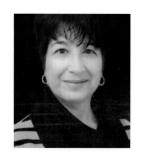

宝拉·法比(Paula Fabbie, RDH, BS, COM)

Paula Fabbie主要提供口面部肌功能紊乱（OMDs）的咨询，举办相关讲座，撰写相关文章。Fabbie从独特的视角阐述了经过时间检验的口腔休息姿势，并结合循证医学，帮助患者实现肌功能目标和功能性呼吸。她经营着Paula Fabbie有限责任公司，为患者提供肌功能服务。

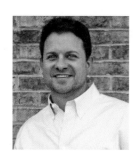

马蒂·洛夫沃恩(Marty Lovvorn, DC)

Lovvorn博士是阿拉巴马州精准脊椎按摩疗法的创始人和首席冈斯德（Gonstead）整脊医生。他毕业于美国奥本大学和美国生命大学（哥伦比亚特区）。他专攻世界著名的冈斯德（Gonstead）整脊技术，专注于儿童发育、孕期和产前护理、运动损伤恢复和成人健康，热衷于脊椎按摩疗法的规范化培训和应用。Lovvorn博士和他的妻子以及两个孩子住在阿拉巴马州伯明翰，他们喜欢户外娱乐活动和享受家庭时光。

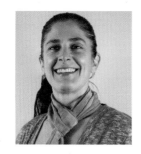

米歇尔·伊曼尔(Michelle Emanuel, OTR/L, NBCR, CST, CIMI, RYT200)

Michelle Emanuel是一名新生儿/儿科职业治疗师，经过资格认证的反射治疗师、颅骶疗法治疗师、婴儿按摩教练，以及专门研究爬行前婴儿的注册瑜伽教师。她在美国辛辛那提儿童医院医疗中心从事新生儿重症监护室（NICU）和发育门诊工作17年。在此期间，Emanuel发明了俯卧训练（Tummy Time! TM Method, TTM），与父母一起让婴儿爱上俯卧。她还从事TTM的授课、指导和认证工作。在过去的几年里，Emanuel一直从事全职私人执业，评估和治疗患有颅神经功能障碍、口腔组织受限的婴儿，以及有口腔功能发育问题的婴儿。她还四处授课，并与其他幼儿专业人员合作和共同教学。她还是口面部肌功能治疗的教学人员。Emanuel和她的三个孩子住在辛辛那提，她的儿子在上大学，两个女儿都在上高中。

译者导言

舌系带过短（俗称绊舌）是一种常见的先天性发育异常，可限制舌的活动，严重者可导致进食和发音等功能障碍。舌系带过短因其对发音、进食等功能的影响而一直被大众高度关注，但遗憾的是国内至今尚无舌系带过短诊疗相关的专著出版，也尚无舌系带过短相关的功能评估、手术适应证、手术时机、术后功能训练等临床诊疗规程。近十余年来，随着多学科协作研究的发展，国际上对舌系带过短的认识更加深入，临床上出现了许多新的诊治理念和方法。

《舌系带过短》一书是我国目前市面上第一本全面系统论述舌系带过短的图书，它整合了目前有关舌系带过短的最新研究进展，通过大量的真实案例进行了生动展现。本书由美国 Shelby 儿童牙科和 Alabama 舌系带中心的创始人 Richard Baxter 博士等人编写，中文版由笔者团队进行翻译。本书的翻译出版将大大拓深我国口腔专业从业人员对舌系带过短的认识，有助于提高国内口腔专业从业人员对舌系带过短规范化诊治的水平。

第一，舌系带过短导致的相关问题被我们长期低估。本书对目前有关舌系带过短导致的各种功能障碍问题进行了全面论述，如吮乳困难、进食困难、发音障碍、牙列不齐（咬合异常）、牙龈萎缩、龋齿、夜磨牙、张口呼吸、口腔颌面部肌功能障碍，以及睡眠呼吸障碍、扁桃体肥大、腺样体肥大、咽鼓管堵塞、中耳炎、头颈疼痛、颅面部及脊椎生长发育异常、斜颈等问题，并且分析了上述问题发生的原因，大大拓宽了我们对舌系带过短导致的相关功能障碍的原有认识。

第二，舌系带过短的诊断和治疗涉及多学科。舌系带过短的诊治团队应包括口腔科医师、儿科医师、耳鼻喉科医师、心理医师、哺乳顾问、语言病理学家、语言治疗师、物理治疗师、肌功能训练师、反射治疗师、颅骨-骶骨治疗师、脊椎按摩治疗师、婴儿按摩师等专业人员。书中还概述了这些不同学科的专业人员在舌系带过短诊疗中的工作重点。尽管部分学科在我国还没有专职的从业者，但本书大大加深了我们对舌系带过短诊疗团队的认识。

第三，舌系带过短患者的治疗应遵循多学科合作的个体化治疗原则。多学科合作的个体化治疗应贯穿治疗前的功能评估、治疗方式和治疗时机的确定、术后功能及康复训练计划的制定等全过程。如针对因舌系带过短而致吮乳困难的婴儿，口腔颌面外科医师在行舌系带矫正手术前须先请哺乳顾问进行评估，双方共同制定治疗方式、治疗时机、术后功能及康复训练计划。

第四，舌系带过短的诊断、治疗、功能训练及疗效判断的标准化和规范化十分重要，这也是目前国内临床上很欠缺的。在本书中 Baxter 博士介绍了经过临床验证的标准化评估工具，如 Hazelbaker 舌系带功能评估工具等。Baxter 博士还为读者提供了他们专用于舌系带过短的检查、诊断、术后康复训练和疗效随访的 6 个标准化评估表或问卷，这些都对我们今后开展舌系带过短的规范化诊疗工作具有很好的借鉴意义。

第五，本书还有一个较为独特的亮点，Baxter 博士为读者总结了获取舌系带过短相关资源的多种途径，罗列了有关舌系带过短的专业组织及机构、舌系带过短专科培训的课程网站、舌系带过短相关医生的目录，甚至介绍了由舌系带过短患儿家长组成的社交媒体（如 Facebook）群组信息等，这些信息极大地开阔了我们的视野。

《舌系带过短》一书的出版对我们深入认识以及提高舌系带过短规范化诊治水平具有很大的帮助和促进作用。但我们也必须要指出：有关舌系带过短的诊断和治疗目前仍然缺乏高级别的循证研究证据，相关研究仍处于不断发展之中，因此本书中介绍的方法并不能完全代替经验丰富的专业人员的建议。

杨　凯

重庆医科大学附属第一医院　二级教授，博士生导师

2022 年 4 月 8 日于重庆

推荐语

自 20 世纪 80 年代初，我就开始从事口腔功能受限（从新生儿到成人）相关的评估及诊疗工作，我从未见过如此全面和深入的关于口腔功能受限的研究。Baxter 博士编著的《舌系带过短》一书涵盖了与这种疾病相关的一切内容！他以自己的个人经历作为巨大的研究动力，使该书成为父母、口腔医师、哺乳顾问和其他相关治疗师的必读书。

Greg Notestine, DDS, AAACD, IATP 前任理事

感觉棒极了！Baxter 博士介绍了一些舌系带相关的新知识，这些新知识让更多家长认识到了舌系带过短评估的必要性。正是通过评估才发现并解决了许多与舌相关的潜在问题。舌不单单是一块肌肉，它还是我们身体的一个重要器官，对机体的许多功能，尤其是婴儿的生长发育、进食、发音等有重要的影响。祝贺《舌系带过短》的出版。

Larry Kotlow, DDS, 栓系口腔组织(TOTs)研究先驱和世界知名专家

《舌系带过短》一书为患儿及其父母、医疗保健专业人士提供了相关治疗的最新知识。它是迄今为止唯一一部详尽且全面研究舌系带过短的专著！作为一名语言病理学家和注册口面部肌功能训练师，我如获至宝，我将推荐给我的同事、患者和学生。谢谢 Baxter 博士填补了这一领域的空白！

Autumn R. Henning, MS, CCC–SLP, COM, TOTs 专科培训创始人

这些为父母和专业人士提供的基于临床研究所得的新知识是多么地令人振奋！《舌系带过短》一书通过严谨的研究和论证，解答了关于栓系口腔组织是如何影响哺乳、进食和发音的问题。

Melanie Potock, MA, CCC-SLP, *Adventures in Veggieland* 作者,

Raising a Healthy Happy Eater 合著者

作为一名在栓系口腔组织领域工作了近 20 年的外科专家和临床工作者，我一直在等待一本全面研究舌系带的专著出版，《舌系带过短》一书终于到来。它不仅可以作为专业人士进行进一步研究的简明指南，同时也为普通大众普及了舌系带的知识。感谢 Baxter 博士为推动我们专业的发展所作出的努力！

Scott A. Siegel, MD, DDS, FACS, FICS, FAAP, DABLS,

唇、舌系带激光手术先驱

Baxter 博士和他的合著者完成了一项了不起的工作，他们将当前所有关于栓系口腔组织的最新信息整合在一起。对于从事这一领域的医疗人员来说，《舌系带过短》是重要且不可或缺的教科书。Baxter 博士和他的团队，干得好！

Martin A. Kaplan ,DMD, DABLS,

儿童牙医,美国激光外科委员会激光牙外科主任

序　言

非常荣幸受邀为这本亟需的综合性科普图书撰写序言，该书内容涉及舌系带过短的评估、诊断和管理。我已经在这一领域工作了十余年，一直期待有一本系统的、全面的、多学科交叉的书可以供我、我的儿科同事以及患儿及其家属分享。该书概述了舌系带过短的过去、现在和将来。

儿科医生负责快速准确地识别新生儿最重要的生理功能的改变，包括呼吸、进食、生长和发育情况。进食是一个动态的、包罗万象的过程，包含生理学、解剖学、婴儿口腔运动功能以及与主要照顾者（通常是哺乳的母亲）相关的问题。大量母乳喂养没有达到合理的喂养目标引发了我对舌系带过短的关注。

在过去的几十年里，为应对婴儿体重增长缓慢和母乳喂养困难的难题，奶瓶喂养已经成为儿科医生公认的解决方案。虽然奶瓶喂养有助于达到增重目标、预防产后并发症和缩短住院时间，但早期识别母乳喂养障碍肯定能提高哺乳成功率。在产后早期，时间越早越好，母亲或哺乳顾问应仔细观察婴儿是否存在吮乳困难，帮助建立成功的母乳喂养关系。

在过去 20 年的初级儿科实践中，我对口腔系带的兴趣已经在这个未知的领域扎根了。直到最近几年，来自各个专业的其他专家才开始认识到口腔功能限制是导致母乳喂养效果不佳的原因。虽然我的兴趣只是始于新生儿不协调的吸奶，但这就已经能让人看出舌系带过短是如何影响一个人的一生了。机体对这种异常状况的代偿机制虽然对个别患儿有足够的帮助，可以使其免于手术，但大多数患儿如果不进行矫正，都将会出现伴随终生的功能缺陷。

我经常回想起我早期接受的医学培训，我学会了用非常复杂的流程来诊断和治疗罕见疾病，但对舌系带过短如何影响母乳喂养这个看似简单的问题知之甚少或常常将其忽略。可悲的是，即使在今天，大多数儿科住院医师培训项目也少有列入舌系带过短引起的母乳喂养问题的相关内容，尽管有足够的证据表明母乳喂养对婴儿的健康有益。

多年来，舌系带过短研究领域充斥着许多错误的、神秘的和所谓权威的观点，这些观点导致了儿科医护界的分歧。很多专家都将这个诊断"据为己有",并加上自己的注解,正如成语"盲人摸象"!每人各执一词,却没有谁能有效地阐明其全貌。

在评估、诊断和治疗舌系带过短,尤其是在更加难以捉摸的后舌系带过短方面,儿科医护人员遇到的阻力越来越大,对舌系带过短的误解越来越深。舌系带过短标准化诊断标准和诊疗路径的缺乏,主要与公开的、可量化的结果缺乏有关,这妨碍了人们对舌系带过短的理解,并使治疗手段和技术模棱两可、变幻不定。儿科专业人士担心的是,"太多"的婴儿正在接受舌系带矫正术,而这些手术可能并非"必要"。我们如何确定手术是否必要?我们如何衡量治疗效果?我们该如何制定标准化流程来确定合适和安全的疾病纳入标准呢?舌系带过短是一个"新问题",还是一个尚未被认识、诊断不足的问题呢?舌系带过短的诊断率突然增加,接受矫正手术的患者人数急剧增加,这些在医学界和母乳喂养界引起了极大的争议。

希望该书将有助于检验、统一和澄清这些问题,为父母和专业人士提供一个有价值和实用的参考。该书不仅全面和系统,最重要的是,它是多学科的。它将有助于儿科护理及其相关执业人员提高对舌系带过短和相关问题的认识,并有助于改善医学培训计划。正如我在许多演讲中经常说的那样:"你的眼睛看不见你认知范围以外的……但是一旦你看到了它,就不能视而不见了。"

Rajeev Agarwal, MD, FAAP

前言：为什么要出版关于舌系带过短的书？

想象一下，你天生近视（就像所有婴儿一样），而且你的近视不会随着时间的推移而自我矫正。有些读者可能不需要太多的想象力，因为这就是他们的现实状况。当幼儿近视时，一切看起来似乎都很好：玩具、食物和亲人都在附近。然而，这种缺陷会随着时间的推移让孩子的日常生活变得越来越具有挑战性。孩子基本上意识不到这些异常状况，因为他们认为他们正在经历的事情是每个人都有的，因此是"正常的"，就像天生色盲的人会认为他们所看到的景象都是正常的一样。近视的孩子会开始调整自己的行为以适应他们没有意识到的缺陷，比如看电视时离得更近或坐在教室的前面，以便能看得更清楚。虽然近视通常在 12 岁之前就被确诊，但有些孩子直到 16 岁，由于视力问题没通过驾照考试才意识到自己需要佩戴眼镜！多亏了一次眼科检查这样简单的诊断和佩戴眼镜的简单治疗，世界就可以高清观看了。孩子第一次看清了树上的叶子，这是多么让人期待的奇观啊！

未确诊和未矫正的舌系带过短就类似于未确诊和未矫正的近视。越来越多的情况是，虽然由于吮乳困难、哺乳疼痛、进食困难或语言障碍等问题，舌系带过短的影响在早期就被察觉，但是漏诊仍时有发生，有些患者直到青春期甚至成年才最终确诊。许多阅读本书的成年人可能会经历睡眠呼吸障碍、偏头痛、颈肩痛、吞咽困难或语言障碍等困扰。这些异常情况，包括儿童时期的进食和（或）语言障碍问题，都需要经过训练有素的口腔医生或医疗专业人员的评估，才可确定是否是由舌系带过短导致的舌活动受限引起的。

虽然与舌系带过短相关的教育培训正在改进，但人们对这种缺陷的影响仍然认识不足，甚至非常容易忽视。例如，对于进食困难的儿童，大人可能会将原因归结于这个孩子"容易分心"或"挑食"。对于吮乳困难的婴儿，母亲可能会被告知："应该会痛六周"，或者"随着时间的推移，你的乳头会长出硬茧，你就不会那么疼了"，或者"你的宝宝只是一个懒惰的吮乳者"。这样的劝解往往是善意的，旨在鼓励，但它们都忽视了根本的原因，甚至根本没有意识到问题之所在，真正的问题很可能是舌系带过短。诊断和治疗舌系带过短的过程是安全、简单和易懂的。就像上述的近视儿童一样，有些人须要花费数年的时间来适应这种未被认识的缺陷。就像近视的孩子甚至没有意识到他错过了什么一样，正常的舌功能将为我们打开一扇通往正常发音、进食和许多其他宝贵人生体验的全新世界的大门。

诊断舌系带过短的过程包括深入了解病史、完成面对面的治疗前评估以及检查口腔和头颈部结构。这个过程可能会让患者和医护人员感到困惑。我们编写本书的目的就是想让诊断和治疗舌系带过短的过程变得更安全、简单和易懂，并且随着能诊断和治疗舌系带过短的医护人员数量的增加，让患者也更容易接受这一过程。

无论是在日常生活中还是在工作中，我都深受舌系带过短的影响。我的舌系带过短直到成年后才最终确诊，我的双胞胎女儿也都患有舌系带过短。我知道这样的事情不应令人惊讶——因为舌系带过短具有遗传特征，而且很常见。当我的舌系带过短第一次被发现时，我正在接受口腔医学教育，它只是作为导致牙龈萎缩的一个可能原因而引起了我的注意。即使是在一所很棒的学校接受口腔医学教育，我也不知道舌系带过短还会导致其他问题，直到后来我才意识到自己存在好几个与其相关的异常症状。

一些研究人员估计，舌系带过短的患病率为 4%~10%，但实际数据可能更高，因为大多数研究都没有纳入后舌系带过短（我们稍后详细讨论）。很可能你认识的某个人也正受到舌系带过短的影响，但他却不知道。舌系带过短可能是婴儿吮乳困难、幼儿进食困难、儿童语言障碍，甚至成人偏头痛或颈部疼痛的隐藏原因。舌系带过短是世界上所有疾病的起因吗？当然不是。但它经常被医疗保健人员忽视、误诊和漏诊。我希望这本书和其中的故事将有助于更多的医护人员、教育工作者、父母和患者认识舌系带过短，并意识到舌系带过短矫正的重要性。让我们一起开始这段旅程吧！

免责声明

本出版物旨在提供涵盖主题的一般信息，并不构成临床或医疗建议。本书作者已尽一切努力为读者提供可靠的资料来源和使用出版时行业普遍的标准。

口腔系带领域的知识在不断更新发展，新的研究和经验拓宽了我们对该领域的理解，同时又使我们在专业实践中与时俱进。医生在执行任何医疗程序之前，必须要始终征询当前的研究和具体的临床诊疗规程。鉴于临床证据及研究成果的匮乏，本书无法保证所有内容的完整性、准确性或及时性，使用本书观点及信息时风险自负。

从业者和研究人员必须始终依靠自己的经验和知识来评估和使用本书中描述的任何方法、图表、诊疗规程或其他信息，在这一过程中注意自身和他人的安全。如果需要医疗诊治相关的帮助，读者应寻求专业人士的服务。本书中包含的信息并不能代替经验丰富的专业人员的建议。

在法律的允许范围内，出版商、作者、撰稿人、研究人员或编辑均不对因产品责任、医疗失误、疏忽，或因采用或操作本书中的任何方法、指南或观点而造成的任何人身、财产伤害（和/或损害）承担任何责任。上述各方不承担任何直接、特殊、间接、附带、后果性或惩罚性损害赔偿或其他任何原因导致的损害赔偿，包括且不限于因读者使用或依赖本书所含信息而导致的损害赔偿。

此书献给 Hannah、Noelle 和 Molly，以及所有我们有幸治疗过的患者！

目　录

第1章　舌系带过短概述

第2章　舌系带过短与哺乳

第3章　舌系带过短与进食

第 4 章　舌系带过短与发音

第 5 章　其他与舌系带过短相关的问题

第 6 章　现在该怎么办?

第**1**章 舌系带过短概述

第 1 节 什么是舌系带过短？

我生来就伴有舌系带过短，但在很长一段时间都没有意识到这个问题（也许你或你身边的某个人也有这种情况）。在口腔院校学习期间以及在儿童口腔科实习期间，我也从未上过一节有关舌系带过短的课。在口腔院校或住院医师培训项目中不讲授舌系带过短的相关内容，会给人造成一种错觉，让人认为舌系带过短问题不大，不会给患者带来太多麻烦，诊治舌系带过短只是一种时尚、一种噱头，抑或是口腔颌面外科医生赚钱的一种方式而已。《舌系带过短》一书所论及的内容仅是我的拙见，希望能够帮助舌系带过短患儿的父母、医疗保健专家，以及那些由于舌系带过短没有得到治疗或治疗不充分而受到影响的成年人。如果你是医护人员，并对本书论述的内容持怀疑态度，请直接跳到第 2 章第 8 节，了解关于舌系带过短导致的母乳喂养问题的研究和证据。否则，请你继续以包容的心态读下去，看看即将为你呈现的关于舌系带过短的新见解。

这种被称为"舌系带过短"的病症已经存在了数千年，至今已有几十种定义，大多包含类似的要素，涉及视觉标准、发育起源和功能限制。最近，国际舌系带专家协会（International Affiliation of Tongue-Tie Professionals, IATP）——是的，这是一个真实的组织——达成了一个简单的共识，这其中包含了关于舌系带过短的不同理解。它指出，舌系带过短即"舌腹和口底之间中线的残余胚胎组织限制了舌的正常运动"的现象[1]，意思是舌下面的一束致密带状组织阻碍了舌的正常运动。大多数人的舌下都有一根系带，所以很多专业人士认为舌系带过短是正常

> 除了舌系带的解剖异常，还必须存在功能受限，才能满足舌系带过短的诊断标准。

的，或者是正常的变异。这就是为什么该定义包含了"限制了舌的正常运动"的警告。当我们观察舌下时，除了舌系带的解剖异常，还必须存在功能受限，才能满足舌系带过短的诊断标准。当存在舌系带过短时，评估何种功能受限是非常重要的。舌的功能缺陷常常可能被归咎于其他因素，如"他只是在吮乳时分心"或"他是个挑食者"，但实际上这是舌的基本运动功能障碍造成的，所以进行有针对性的问诊很重要。通常情况下，虽然患儿舌活动受限，但他似乎一切正常，体重也可能会增加，所以父母会被告知"他很好"（即使许多其他与舌系带过短相关的症状显著影响了他的生活质量）。我们希望婴儿、儿童和青少年不仅仅是要生存，还要茁壮成长，希望他们在吮乳、进食、发音等方面不会受到任何限制。没有父母希望自己的孩子平庸，我们希望他们能做到最好，发挥他们最大的潜能。而像矫正舌系带过短这样简单的事情，便可帮助孩子发挥他们的潜能，实现正常的发育和发展。

相反，有时舌系带看起来并不明显短缩，但婴儿、儿童或成人可能仍然表现出舌系带过短的症状。在这种情况下，进一步评估很重要，因为他们可能存在一种被称为后舌系带过短的变异。我们遇到的很多患者，他们虽饱受了舌系带过短引起的许多症状的困扰，但医护人员却告诉他们舌系带没有任何异常。然而，在松解舌系带后，他们的症状通常得到了改善——吮乳问题改善了，进食问题改善了，说话、发音问题改善了，睡眠问题改善了，这些改变通常是立竿见影的，而不是归因于任何其他原因。其他组织也可能因为受限或被束缚而导致口腔问题。这类组织包括唇系带（导致功能受限时称为唇系带过短）、颊系带（导致功能受限时称为颊系带过短）。这些其他系带的功能受限将在下文中与舌系带过短一起讨论。

既然我们理解了什么是舌系带过短，那我们就进一步探究舌系带过短对人体的影响吧。试想，如果你的第一双跑鞋的鞋带缠结在一起，即便你尽全力沿着跑道跑，最终你能跑到终点吗？你大概率是能跑过去的，但是你可能会摔倒在地，会跑得很慢，或者失去平衡，这几乎是可以肯定的。直到有人指出你的鞋带缠在一起了，并且当你解开鞋带后，你才可能跑得更快，不再受到阻碍。在此之前，你也许没有意识到两根鞋带是不能绑到一起的，这个类比形象地说明了舌系带过短对生活的影响。通常情况下，舌系带过短在松解后会带来许多好处，但仅仅进行舌系带矫正术并不能使所有的功能完全恢复。我们前面假设的跑步者，当他鞋上束缚在一起的鞋带被松解开后，他的双脚更灵活了，即便刚开始穿着两只分离的鞋子跑步会让他显得有些笨拙，但通过训练后他很快就适应了新的绑带方式。手术治疗结合语言、进食和肌功能训练，连同对婴儿的哺乳支持，便可使所有年龄段的舌系带过短患者获得更佳的治疗效果，达到更高的治疗目标。如果舌腹和口底之间中线的残余胚胎组织就像你走路时鞋子绑在一起、互相牵扯着一样，那么说明你的肌肉没有发育完全，你还没有完全掌握走路技能，人体的代偿机制尚不完善。正如你的双腿需要重新学习如何走路一样，舌肌也必须重新训练，以做出适当的动作从而满足机体正常的咀嚼、发音和吞咽行为。

　　舌是一个复杂的器官，由八块肌肉组成，参与进食、呼吸、发音、睡眠、姿势维持和许多其他基本功能。理想的舌功能和肌肉放松姿势也为牙弓、面部、气道的正常生长和发育提供了条件。胎儿完成口腔发育后，舌下方会留有一层薄膜，这层薄膜被称为系带或舌系带。这个组织的长度、厚度、位置和弹性因人而异。如果婴儿、儿童或成人的系带太短、太厚，在舌上的附着点太高或弹性太差（通常是这些因素的综合），则其可能会在进食、发音等方面出现问题。有些系带隐藏在黏膜层之下，不易被看到。口腔本身也被认为比身体其他部位更神秘，因为它是隐藏在内的。身体显露在外的先天性异常，比如蹼状手指，通常比口腔结构的先天性异常更容易被诊断和治疗。口腔的一些解剖缺陷是众所周知的，它们的评估是常规的，治疗是被广泛接受的。例如，大多数医护人员都认识腭裂，并知道它会导致哺乳、进食和发音方面的问题。然而，当提到舌的解剖缺陷时，许多人不知道如何诊断这种缺陷，也无法将口腔功能异常问题与舌的解剖缺陷联系起来。

舌系带过短胚胎学

　　舌系带过短源于发育过程中舌下组织的完全再吸收障碍。舌下组织的完全再吸收这一过程被称为细胞凋亡（细胞程序性死亡），发生在胎儿 12 周左右 [2, 3]。细胞凋亡的一个常见例子是，人类胚胎在发育过程中蝌蚪样尾巴逐渐消失。舌系带是舌从原始腭骨向后移动的结果，它使舌保持在正确的位置 [2]。细胞凋亡过程中的失误可能会造成舌下的这条系带在牙龈和舌之间的连接偏向牙龈。另一种细胞凋亡错误变异会导致系带基本消失，残余的胚胎组织缺乏弹性或比正常组织更致密。这种限制性更强的残余胚胎组织可能导致类似于典型的舌系带过短问题。蹼状手指也被称为并指，也是源于组织细胞凋亡失误。

舌系带过短研究简史

舌系带过短的表现和舌系带矫正的过程，在早期的日本著作以及其他历史文献，甚至《圣经》中都有记载。摩西被认为患有舌系带过短，因为《出埃及记》第4章第10节说他"说话是迟钝的"。《马可福音》第7章第35节讲述了耶稣医治一个有语言障碍的听障者的故事，书中说"他的耳朵被打开了，他的舌被放松了，他说话变得很清楚"，还有一些翻译甚至提到"舌的系带"。

在过去很长一段时间里，人们认为过短的舌系带限制了舌的拉伸，使舌无法发挥重要的功能，因而只要看见舌系带过短就矫正它。在17世纪，舌系带矫正术是很常见的，1609年的一本产科教科书中写道："轻轻地把手指放在新生儿的舌下面，检查是否存在舌系带过短问题……外科医生被请去用剪刀把它剪掉，而不会有任何风险。"[4] 1610年出生的法国国王路易十三也做了这个手术。"鉴于他吮乳有困难，我们在检查他的口腔时发现这是由于舌系带过短所导致的。晚上五点，国王的外科医生 M.Guillemeau 给国王做了舌系带松解手术"[4]。在这个时期及以前，助产士会留一个锋利的指甲，如果发现新生儿舌系带过短，他们就可以不用器械（他们不被许可使用）来松解舌系带[5]。1620年的木雕揭示了 Fabricius 矫正舌系带的技术：婴儿被抱着，舌头被手帕包着。1666年 Scultetus 发明了一种"舌提升器"，1680年 Mauriceau 对其进行了改进。1774年（美国大革命前夕），Petit 改进了这些设计，发明了至今仍在使用的"槽式舌提升器"[4]。

舌系带矫正术似乎是至今仍在进行的最古老的外科手术之一，尽管它在过去比现在应用得更广泛。当时吮乳问题和语言问题，包括说话结巴、语言迟缓、发音不清，都被认为是舌系带过短所致，因此有这些问题的人会毫不犹豫地被剪断舌系带[5]。

> 舌系带矫正术似乎是至今仍在进行的最古老的外科手术之一。

从1830年到1841年，一波巨大的外科手术浪潮席卷了法国、德国和英国[5]，各种疾病都找上了外科医生。有些手术治疗对疾病确实有疗效，而有些则收效甚微。在 19 世纪 50 年代，当人们意识到手术并不是治疗所有疾病的最佳选择时，他们又开始认为手术在任何情况下都没有帮助，如同"把洗澡水连同婴儿一起倒掉"。不幸的是，舌系带矫正术也"失宠"了——不是因为缺乏相关证据，而是时代的选择。

在过去，如果一个母亲不能亲自哺乳，家庭就会雇佣一个奶妈来哺乳，否则孩子将会因为缺乏营养而死亡。在历史上哺乳被认为是"普通人"做的事情，所以皇室或贵族会雇佣奶妈进行哺乳。奶妈这个行业从 19 世纪开始衰落，但许多人仍然雇佣奶妈哺乳婴儿。20 世纪初，随着婴儿配方奶粉的技术发展和安全性的提高，诸如雀巢等公司的市场营销开始推广配方奶粉，并暗示配方奶粉比母乳更好。这些公司通过向医院提供配方奶粉，正式开启了配方奶喂养新模式。使用奶瓶可以让婴儿毫不费力地将牛奶吸进嘴里，所以哺乳问题可以通过使用奶瓶和配方奶粉来解决。随着配方奶喂养越来越普遍，舌系带过短的症状在出生起就没有得到治疗，而且持续到学步期、儿童期和成年期。在很多病例中，舌系带过短都是由显性基因遗传造成的，在以后的几代人中，舌系带过短患者越来越多。

近几十年来，母乳喂养重新兴起，越来越多的研究证据支持母乳喂养[6-8]。母乳喂养的益处包括降低儿童患中耳炎、哮喘、湿疹、肥胖、糖尿病、白血病和婴儿猝死综合征（SIDS）的风险[6-8]。我们也看到现在越来越多的母亲选择母乳喂养，但出现哺乳困难的母亲并不少见。

> 奶瓶不会告诉母亲乳头痛不痛或者乳头有没有被婴儿吸牢，但每次由母亲哺乳时，母亲都会敏锐地察觉到这一点。

奶瓶不会告诉母亲乳头痛不痛或者乳头有没有被婴儿吸牢，但每次由母亲哺乳时，母亲都会敏锐地察觉到这一点。许多母亲都有痛苦的哺乳经历，伴随着乳头出血和乳头皲裂，她们的婴儿可能会出现体重增长缓慢、打嗝、吐奶和唇不能很好地包裹乳头的状况。许多医护人员的处理方式仅是给孩子提供配方奶粉或者反流药物，甚至有些医护人员无法认识到这些问题，干脆将其打发走，迫使患者到别处寻找答案。

近年来，在网络论坛或社交媒体平台上寻求帮助的人越来越多。有母乳喂养困难的母亲们已经建立了大型在线群体，在那里她们可以分享小窍门和信息。因此，人们对舌系带过短的诊断和治疗重新产生了兴趣。舌系带过短矫正术是一个微小的外科手术，患者只需承受很小的风险，便可得到巨大的好处。我鼓励有关从业者，不管有多怀疑，继续读下去，因为患者们都在为他们的挣扎寻找答案，而舌系带过短很可能是一个促成因素。

第 2 节　被误解的舌系带过短

　　根据 PubMed 检索，到目前为止，已有 500 多篇关于舌系带过短的论文发表。过去对舌系带过短的研究在以下方面存在过争议：关于定义、评估和诊断，关于手术方法及效果，以及对弱势婴儿进行研究的复杂伦理相关问题。关于舌系带过短矫正与否的辩论，双方各执己见。如前所述，舌系带过短类似于并指，并指是一种组织融合的先天性畸形，这种畸形导致的手指活动受限会产生终生的负面影响。分开蹼状手指的手术毫无争议，但舌系带过短矫正却存在争议，这是让我无法理解的。这两种情况的主要区别在于，舌系带过短是相对隐蔽的，不容易被未经培训的医护人员发现。一旦牙齿萌出后，在抬高舌检查婴儿口腔内的舌系带时检查者会面临被咬伤甚至失去手指的风险！此外，当代医学界也还没有开展舌系带过短诊断及治疗相关的培训。

　　哺乳顾问通常是第一个注意到这个问题的医护人员，但实践指南不允许他们对舌系带过短的存在下正式诊断。语言治疗师不能常规检查口腔，他们必须得到特别许可才能在学校的语言项目中进行口腔检查。哺乳顾问、语言治疗师和其他医疗保健人员对舌系带过短的认识和熟悉程度也各不相同。许多培训项目缺少甚至取消舌系带过短的相关内容。口腔医生是治疗口腔疾病的医生，本应该在软组织检查时诊断出舌活动受限，但由于他们没有接受过真正的舌系带相关教育和培训，故舌系带过短常被漏诊。

　　作为一名经过认证的执业儿童口腔医生，我经常接诊 7 到 15 岁的初诊患儿，对他们而言，我是第一个跟他们父母提及他们患有严重的、功能受限的舌系带过短的人。父母通常想知道为什么从来没有

　　一旦医学界整体认识到舌系带过短的严重性，并懂得如何诊断和治疗它，那么无数人的生活将会变得更好。

人告诉他们，他们的孩子患有舌系带过短。听了无数次这种提问后，我开始觉得自己至少有责任做点什么，让因舌系带过短引起的儿童功能问题的漏诊情况减少。我认为，这并不是缺乏关怀或缺乏训练的表现；相反，这只是医学和口腔医学教育的

一个空白。全科医生对口腔病理状况的了解要比口腔医生少得多，而口腔医学培训内容往往高度集中在牙齿和牙龈上。在口腔医学院校，学生们花大量的时间学习口腔病理学，考试也会涉及一些非常罕见的病例，尽管这些病例可能发病率只有百万分之一，但某些发病率为十分之一的疾病却被忽视了。我希望本书能让医护人员、父母、教育者和患者意识到，这种看似微不足道的疾病可能会导致非常严重的问题。一旦医学界整体认识到舌系带过短的严重性，并懂得如何诊断和治疗它，那么无数人的生活将会变得更好。很有可能，每一个医护人员，一旦接受关于这种常见的先天性疾病的教育，将立马在接下来的实践中有机会识别出导致功能受限的舌系带过短！

许多专业人士对舌系带过短的处理存在严重分歧[9]。一些儿科医生认为，舌系带过短不会影响母乳喂养，而有些医生认为只有典型的舌系带过短（附着在舌尖或舌尖附近）才会影响母乳喂养。其实许多人已经看到了矫正舌系带过短所带来的好处。正如不同哺乳顾问接受的关于舌系带过短问题的培训不同，他们在"矫正或不矫正"的辩论中的立场也不同。有些人认为，经典的前舌系带如果引起功能问题则应该矫正，而后舌系带则不必矫正。一些母乳喂养专家认为，通过采取更好的体位可以克服舌系带过短导致的哺乳困难。总体说来，目前进行舌系带过短矫正的患者比例太低。

然而，据来自经我治疗过的后舌系带过短患儿父母的反馈（在用尽其他所有方法无效后选择手术），在进行舌系带矫正术后，婴儿吮乳困难的问题立马得到显著改善。一个后舌系带过短患儿在 45 min 的加权喂养测试（在哺乳前先测量一下婴儿的体重，待吃奶后，再测量一次，两次重量之差就是所吃的奶量）期间嘴唇紧抿，只进食了少量母乳。手术后不久，他的摄乳量从术前的 1.3 mL/min 提高到了术后的 12 mL/min。加权喂养测试是一种客观的测量方法，值得注意的是，患儿母亲主观上也能感受到在哺乳时乳头疼痛明显减轻。这是一个有代表性的病例，说明舌系带矫正术对患儿来说是正确的选择。客观的测量（如手术前后的母乳摄入量和咔哒声情况），结合主观的衡量（诸如母亲注意到乳头被吸得更深而且疼痛减轻），证实了后舌系带过短或黏膜下舌系带过短确实存在并导致了异常问题的出现。在许多诊室里，舌系带过短矫正术后的患儿反复上演上述情节，其他从业者也报告说看到了

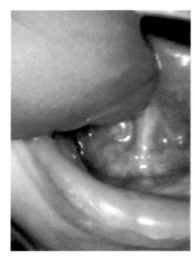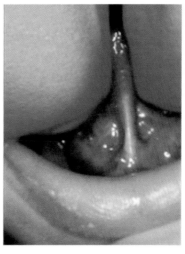

婴儿后舌系带：舌抬高和两指评估显示粗的、限制性的舌系带。

同样的结果。

应该感谢我们的患者，是他们促使我们用最先进的知识和最好的临床判断来帮助那些正在哺乳疼痛或吮乳困难中挣扎的母亲和婴儿。有多项研究和随机对照试验表明，舌系带矫正可以帮助解决母乳喂养问题[10-20]。事实上，没有任何循证研究表明，对吮乳困难的婴儿进行舌系带过短治疗是无效的。这些研究指出，矫正手术过程仅有的伤害是轻微出血，当使用剪刀或切口太深时也有可能出更多的血，这也强调了适当训练的必要性。大多数研究都支持 Buryk 在《儿科学》杂志上的断言，即该手术"快速、简单，并且没有并发症"[10]。有趣的是，儿童口腔医学从业者 Kotlow 医生经常在讲座中引用一篇关于降落伞安全的搞笑文章[21]，每当他询问："谁愿意参加一个随机对照试验来确定降落伞是否安全运行？"，回答总是沉默。对于一些似乎明摆着的道理，我们不需要因为试验而让其他人受到伤害，我们可以做规范的调查研究。这就是为什么在婴儿身上进行随机试验很难获得伦理委员会的批准；因为舌系带矫正不符合当前规范的随机对照试验，科研管理组织者会拒绝对对照组患者进行舌系带矫正。盲法随机对照试验和案例研究已呈现给大家，我也希望本书能够说服存疑者，让他们相信对舌系带过短的诊断和治疗可以给患者带来巨大的好处。

舌系带过短的影响可能会伴随终生。一些预览过这本书的人说，这让他们想起了童年被取笑的不愉快回忆。如果这些文字让你也有这样的感受，那么阅读这本书可能会帮助你变得更好，让你清楚意识到舌系带矫正术永远不晚。

　　《舌系带过短》一书概述了当前关于舌、唇和颊系带过短的研究，它将会影响患者的一生。读完这本书，我们希望你会明白矫正舌系带过短的重要性。你会发现，你帮助患者、父母和你的家人的能力也得到了提升。在序言中，Agarwal 博士明智地提醒我们"眼睛看不到你认知范围以外的事"。一旦你的认知里有了关于舌系带过短的最新知识，你将极有可能在一个新的背景下重新对你的患者进行分析。所以享受当下的发现之旅吧！患儿和他们的父母正在等待来自医护人员的健康问题回复，这些涉及哺乳、进食、语言和许多其他生活领域的困扰，最终都将被证明是受到这些异常结构的不良影响。

（任道普　唐　洪　译）

第 **2** 章 舌系带过短与哺乳

第 1 节 母乳喂养困难常见案例

下面的场景描述了患儿犹如过山车般情感体验的就医过程，这样的故事在我的诊室里频繁发生。

婴儿 Maggie 在 40 周时足月出生，体重约为 3.69 kg（原文为 8 磅 2 盎司，1 磅约 453.59 g，1 盎司约 28.35 g，故本书中涉及的体重均为约数）。她的妈妈初为人母，决定进行母乳喂养。在医院，当 Maggie 试图喝奶时，一切似乎都很正常。而当哺乳顾问过来时，妈妈却告诉她哺乳时乳头有些疼痛，哺乳顾问安慰她说这是因为刚刚开始母乳喂养，哺乳姿势看上去没有错误，应该没有问题。然而返回家里后 Maggie 却一直吐奶和打嗝。她似乎比一般孩子更挑剔，而且看上去总是不自在。在 Maggie 第一次去看儿科医生时，她的妈妈仍确信 Maggie 就是比其他宝宝更挑剔。

每次吮乳 Maggie 都很吃力，她有严重的吐奶，妈妈也感觉哺乳时乳头疼痛越来越严重。3 周后，Maggie 仍然没有恢复到出生时的体重。她的妈妈又咨询了一位哺乳顾问，这位哺乳顾问注意到，从表面看 Maggie 的唇部与妈妈的乳房衔接得很好，而且她似乎也能很好地吞咽奶，所以哺乳顾问给了她妈妈一个乳头保护罩来缓解乳头疼痛。

Maggie 妈妈仍在沮丧地寻找答案，她把自己的困扰发在 Facebook 上，一个朋友建议她加入一个支持小组，并在网上查看一份帮助舌系带过短婴儿的专业人员名单。在改用配方奶之前，Maggie 妈妈决定开 4 h 的车程去拜访名单上最近的医生。在医生的诊室里，医生询问了婴儿和母亲的症状，并使用头灯详细检查了 Maggie 的整个口腔并拍下照片。他指出了 Maggie 口腔组织受限的区域，此时妈妈所有的疑问都得到了详细的回答。

在与专业团队讨论了手术过程、风险、获益、术后护理和后续需求后，医生使用超精确的激光微创方法切除了 Maggie 的唇部和舌下的受限组织，术中没有出血，也无须缝合，更不需要进行全身麻醉或者镇静，仅使用表面麻醉来缓解 Maggie 的不适。手术一结束，Maggie 就被送到妈妈的私人护理室，在那里她可以被隔离护理。妈妈立刻注意到哺乳衔接更深了，疼痛也减轻了；尽管 Maggie 还不知道如何运用她自由的舌，但喂奶后她确实显得更快乐，更充实了。她不再发出咔哒声，终于能以一种放松的姿势吸奶，而不是在乳房前感到沮丧。

接下来的一周，Maggie 妈妈又拜访了几次哺乳顾问，他们帮助妈妈进行哺乳定位、衔接以及提供情感支持。手术 7 天后，妈妈重新称了 Maggie 的体重，她胖了约 0.45 kg。虽然在哺乳时还存在一些问题，但总的来说，妈妈注意到情况正在好转。最困难的部分是每天 4 到 6 次的术后护理练习，它能促进手术区域的正常愈合，尽管这些练习耗时短、趣味性强，但 Maggie 还是不喜欢妈妈将手指放在她的口腔里。妈妈有了更大的信心，母乳喂养不再是一种困扰，她们共同经历的痛苦和压力也有了很大的缓解，Maggie 的体重也在第三个月时达到了 75% 分位水平。

由于许多原因，这部分可能是最关键的，我们将从舌系带影响婴儿和母亲的症状开始介绍，然后我们将讨论唇系带和其他口腔系带；另外，哺乳顾问的作用、评估方式、人文关怀、舌系带手术以及术后护理练习内容也将会论及。最后，我们将回顾已发表的研究证据。如果舌系带过短在婴儿阶段就能够被矫正，那么未来许多潜在的问题都可以避免。

第 2 节　舌系带过短与婴儿

婴儿和母亲之间的哺乳关系是至关重要的，在生长的关键时期，他们所经历的困难会影响母婴的关系和婴儿的健康。

许多舌系带过短婴儿的妈妈都经历过哺乳衔接不良带来的痛苦。我们诊室几乎每天都能接诊哺乳时乳头剧烈疼痛的妈妈。妈妈们知道母乳喂养的好处，她们也想这样做，但可能由于太疼痛，她们无法长期承受。与此同时，她们身边许多善意的人建议她们，如果有困难，可以选择放弃，或者补充奶粉，或者使用吸奶器。妈妈们试图克服疼痛，向专业人士寻求帮助。通常情况下，如果有明显的哺乳疼痛，就表明确实存在异常，最有可能的原因是婴儿正在啃咬乳头或者吮奶时产生了较大的真空吸力，这种情况最常见的原因是舌体的运动存在异常。

将乳头、手指、奶嘴等放在婴儿的上下牙龈之间，如果婴儿的舌尖没有伸过下牙龈，他就会有咬的反射。如果舌活动受限，无法向前移动以罩住乳头、覆盖牙龈，婴儿就会本能地啃咬，这就导致母亲乳头疼痛，当然，导致疼痛的原因也不只是舌系带过短。令人惊讶的是，许多舌系带过短的婴儿在哺乳期间并不会引起母亲乳头疼痛，而是存在其他症状，如衔接不良、密封性差、口角溢奶、喂养时呕吐。舌系带过短矫正手术医生应该评估这些症状，为婴儿和母亲选择最合适的方案，并且只有当其他的干预方法都失败时才考虑进行手术干预。因此，如果婴儿出现吮乳困难，首先要由一个知识渊博的经国际委员会认证的哺乳顾问进行评估。在评估母乳喂养情况后，如果哺乳干预措施无法解决问题，或者已经确定婴儿存在舌系带过短，那就应该考虑由经验丰富的舌系带过短矫正手术医生进行检查。

> 如果舌活动受限，无法向前移动以罩住乳头、覆盖牙龈，婴儿就会本能地咬下去。

母亲的症状

  » 哺乳疼痛

  » 哺乳衔接不良

> 乳头开裂、起皱、扁平

> 乳头出血

> 口红形乳头

> 乳腺引流不畅

> 乳腺导管堵塞、充血，乳腺炎

> 乳头鹅口疮

> 须使用乳头保护罩

> 感觉哺育婴儿是一项全职工作

评估过程应包括回顾婴儿的病史和母乳喂养史，以及评估母亲和婴儿的所有症状，以全面了解问题所在。了解这些症状是决定是否需要进行舌系带矫正手术的前提，没有这些信息，我们就很难做出明智的决定。母亲们面临的问题包括乳头出血、开裂、起皱或者口红形乳头，这是婴儿在试图吸奶的过程中由于浅的衔接、过度的用力啃咬导致的结果。如果婴儿必须使用唇和颊部肌肉来制造真空腔，就像吮吸吸管一样，将无法有效吸奶，也会造成严重的乳头损伤，这种损伤会导致乳头开裂、乳腺炎或鹅口疮。衔接密封不良还可能导致乳腺引流不畅、乳腺导管堵塞和乳房充盈。

舌系带过短的婴儿通常无法获得足够饱腹的奶量，这导致婴儿每 30～60 min 就会想要吸奶。舌活动受限的婴儿不能有效地吮吸和吞咽奶，这样可能

> 妈妈们告诉我："母乳喂养感觉就像一份全职工作！"

导致一次喂奶的时长长达 1 h。为了防止乳房肿胀和乳腺炎，母亲可能需要用吸奶器来吸出婴儿无法喝掉的多余乳汁，以减轻乳房压力，再用奶瓶喂养母乳来满足婴儿的摄食需求。这种三重喂养过程——母乳喂养—吸奶—用奶瓶或哺乳辅助系统（supplemental nursing system, SNS）喂养——经常让母亲感到疲惫和沮丧，并可能导致过早断奶。大多数时候，妈妈们告诉我："母乳喂养感觉就像一份全职工作！"

婴儿的适应能力很强，他们会想尽一切办法吸奶。当然，他们也可能会因为吸奶困难而感到沮丧，但没有不想吸奶或者对吸奶没有兴趣的婴儿。母乳喂养是婴儿的生理需求，既是为了营养，也是为了亲子关系的建立。像"有些婴儿就是这样"

第 2 章　舌系带过短与哺乳 ■

或者"有些母亲（或婴儿）就是不能母乳喂养"这样的话，对于家庭来说应该是一个危险信号。因为医生可能不了解当前母乳喂养或者舌系带相关信息的最新情况，即使某样东西是普遍存在的，也并不意味着它是健康的或者正常的。

即使某样东西是普遍存在的，也并不意味着它是健康的或者正常的。

舌系带过短婴儿的症状

> 与乳房或奶瓶的衔接密封不良

> 吸奶时容易睡着

> 吸奶时乳头滑进滑出

> 经常哭闹、烦躁

> 存在反流症状

> 经常吐奶

> 吸奶时发出咔哒声或者啪嗒声

> 吸奶时作呕或噎住

> 胀气、打嗝或发出嘟嘟声

> 体重增加不良

> 啃咬乳头

> 吸奶时奶嘴易滑出或固定不良

> 吸奶时口角溢奶

> 睡眠间断

> 口呼吸、打鼾、呼吸嘈杂

> 鼻塞

> 鼻腔呛奶

> 对吸奶有沮丧感

> 新生儿后期每次吸奶超过 30 min

> 每 2～3 h 吸一次奶甚至间隔时间更短

正如前面提到的，因为每次吮吸获得的奶量很少，所以舌系带过短的婴儿体重

-015-

增加很缓慢。他们使用舌以外的肌肉，比如颊肌或唇肌来吸奶，他们会比舌不受限制的婴儿更累，要消耗更多的卡路里。我们看到很多婴儿（不是全部）很难恢复到出生时的体重或体重很难保持在生长曲线上。理想情况下，婴儿应该在 10 天内恢复到出生时的体重，尽管有些婴儿需要更长的时间，但在我们诊室有些 1 月甚至 2 月龄的婴儿，他们的体重并不比出生时重多少。

我们希望鼓励父母与他们的儿科医生讨论哺乳和婴儿体重问题，并向熟练的哺乳顾问寻求帮助。如果父母怀疑婴儿有体重增长的问题，他们可以为婴儿称重。哺乳顾问通常会用高度精确的数字来评估母乳喂养前后婴儿的体重，以确定婴儿在喂养时是否获得了足够的奶量。通常情况下，体重增加有困难的婴儿在使用配方奶喂养或者其父母被告知改用奶瓶喂养时，其潜在原因并没有被调查出来。哺乳顾问能够评估母乳供应和喂养问题，并制定喂养计划，从根本上解决问题，增加母亲的母乳供应。

父母们经常说，孩子的医生不确定应该怎么做才能帮助解决母乳喂养问题，所以添加配方奶粉通常被认为是一个快速解决问题的方法。最近的一项调查显示，儿科医生在医院实习期间，每年只接受约 3 h 的母乳喂养培训[22]。因此，解决这个问题的关键是给予更多的教育和培训。教育的缺乏、患者负担的增加以及初级保健者保险补偿的减少都会放大这个问题，因为它们减少了保健者花在每个患者身上深入挖掘和询问问题的时间。

通常，如果问题持续存在，儿科医生会建议使用吸奶器泵奶和奶瓶喂养，或者单纯用配方奶粉和奶瓶喂养。部分存在舌系带过短问题的婴儿在奶瓶喂养的过程中这些异常问题可能会得到改善，但许多婴儿仍然有诸如胀气、烦躁、反流和吐奶等问题。有的婴儿在喂奶时会出现口角溢奶的现象，导致脖子上出现红疹或者喂奶时必须围上围兜。一些喂养配方奶或者使用母乳三重喂养（哺乳—吸奶—奶瓶再喂养）的婴儿，他们的体重增加仍有困难或需要住院治疗。当这种情况发生时，他们会接受各种侵入性的检查，包括吞咽检查、胃肠镜检查、超声波检查、X 光检查和胃管喂养检查，医疗费用高昂，同时也给父母带来了数小时的压力和担忧。通常情况下，这些强化喂养计划中的婴儿，要么没有得到充分的评估，要

> 许多评估舌系带过短的人员并不知道评估的标准。

么没有检查过舌系带。即使进行了检查，许多评估舌系带过短的人员并不知道评估的标准。医生们也常常不能将目光转向婴儿以外的母亲，以检查表或者问卷（见附录）的方式来向母亲询问上述症状的情况。理想情况下，这些评估流程应该在儿科诊室常规检查时进行，如果婴儿真的存在异常，评估人员便可及时将其转诊给熟练的哺乳顾问进行一对一的治疗。

有栓系口腔组织的婴儿表现出的其他症状与不良衔接有关。唇系带过短或舌系带过短均会影响哺乳衔接，导致哺乳质量不佳。如果婴儿的嘴唇与乳头（或奶嘴）之间没有有效的密封，那么婴儿吸奶时就会发出咔哒声或者啪嗒声。这个声音是空气进入婴儿口腔，婴儿吞入大量空气的信号。这些婴儿实际上是在吞咽空气，这种情况被称为"吞气症"[23]。如果吞气症在喂养期间发生，那么婴儿就会出现腹部胀气或腹部发硬，婴儿会变得非常烦躁。空气要么以打嗝或者吐奶的方式从上腹部排出，要么通过腹部"嘟嘟"排气释放出来。吐奶可以表现为简单的湿嗝，也可严重到"我想他可能把胃都吐空了"的剧烈呕吐。吐奶还会增加大量的洗护工作，因为需要反复清洗围兜以及婴儿和父母的衣物。这个看似无关紧要的问题增加了家庭的潜在负担。许多父母向我们提到，他们的孩子像成人一样经常"嘟嘟"排气，这些婴儿也被贴上"闹腾"或者"挑剔"的标签。婴儿的肠道里有很多气体，这种情况一般使用肠胃解痉剂或者西甲硅油乳剂治疗，以试图消除多余的气体，但却没有人去寻找胀气的原因。当然，绞痛或反流可能有其他的原因，但任何出现这两种症状的婴儿都应该接受舌系带或唇系带检查。

Scott Siegel〔医学博士，口腔医学博士，美国儿科学会会员（Fellow of the American Academy of Pediatrics, FAAP）〕在纽约从事婴儿舌系带或唇系带过短的治疗近 20 年了，他最近发表了一篇关于吞气症诱发反流的文章[24]。他提到了我们刚讨论过的一种情况，舌系带过短的婴儿在吞咽时容易吞食空气，随后即出现类似反流的症状。在这项研究中，Siegel 博士仅通过矫正舌系带或/和唇系带的方法治疗了 1000 位患有反流症的婴儿。其中 52.6% 的婴儿反流症状得到了显著改善，因此他们可以不服用或减量服用药物（如雷尼替丁或埃索美拉唑），这种改善通常在一两周内就能看到。另有 19.1% 的婴儿反流症状虽得到改善，但是仍需要服用药物。剩余 28.3% 的婴儿反流症状没有任何改善，表明他们的反流症状另有原因。这项研究证明了矫正舌系带过短在治疗食道反流中的有效性。在考虑用药前，应将舌系带评估的理念运用于每一位具有食管反流症状或体征的婴儿。有反流、窒息、吐奶的婴儿应检查是否存在前（典型的）或后黏膜下的舌系带过短，这是功能受限从而产生异常问题的原因。

难以捉摸的后舌系带

很多婴儿存在吮乳或奶瓶喂养困难，并且有上文提到的类似症状，但当父母或者医护人员查看口腔时，却很难发现口腔异常，因为许多医生通常仅通过观察就诊断儿童没有舌系带过短。对此，妈妈们很困惑，因为她们仍然有吮乳方面的问题，她们犹豫是否要去别处寻找帮助。评估这些难以捉摸的后舌系带其实很简单，只需要一个包含舌下组织触诊的口腔检查。

一些医生认为没有所谓的后舌系带，即使有也不会带来困扰。后舌系带的概念虽然不能准确地描述这种情况（舌系带并不在喉咙的后面），但它是最常用的术语，将在本书中多次被提及。值得注意的是，许多婴儿都可能存在后舌系带，但如果没有表现出症状或者功能障碍，那么根据定义，他们就不能被诊断为后舌系带过短。为了证明诊断和后续治疗的合理性，后舌系带过短必须伴随明显异常症状，即：后舌系带过短如果没有引起症状或者导致功能障碍，就不需要治疗！

> 后舌系带过短如果没有引起症状或者导致功能障碍，就不需要治疗！

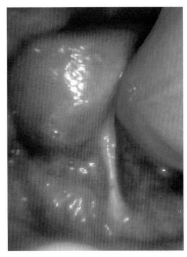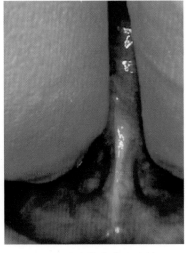

两例导致明显症状的后舌系带过短，矫正术后症状均获得改善

后舌系带过短是 Watson-Genna 和 Goryllos 在 2004 年首次提出的，所以这个概念相对较新[25]。所有的舌系带过短都包含有黏膜下组织，而后舌系带过短则完全是黏膜下组织。后舌系带隐藏在口底黏膜下，因此很容易被人忽视。后舌系带通常由比正常结缔组织更致密或限制活动性更强的结缔组织构成[24]，即使它没有延伸到舌尖或舌尖附近，也会导致功能问题。

舌系带不含有肌肉，它位于颏舌肌的上方，当检查时，检查者应该站在婴儿头部的后面，用两根食指牵拉舌体，看它能够抬多高。如果口腔中有一束绷紧的组织膨出或者牵拉舌，或者在舌体中间看到一个凹陷，都表明舌活动受限，表明存在后舌系带过短。当检查者用手指从舌下区滑过（从一侧到另一侧）时，口腔底部应该如海绵般光滑、柔软，如果组织有紧绷感，就像减速带或者手指从中线需要像跳栅栏般才能到达另一侧，那么这就证明存在后舌系带过短。

后舌系带过短可以由熟练而细心的医生用剪刀进行矫正，但激光可以提供更好的可视性和止血效果，这一点我们稍后会讨论。如果一个婴儿有舌系带过短的症状，但是没有肉眼可见的舌系带过短，那他很可能存在后舌系带过短。如果婴儿的母亲像我们之前讨论的那样讲述了舌系带过短的所有症状，但检查者检查不仔细，那么就可能漏诊后舌系带过短。如果检查者戴上手套，坐在婴儿的身后，借助头灯，抬起婴儿舌体，用手指触诊，很可能就会发现婴儿舌下有比正常组织更致密的组织。如果检查时发现异常，则婴儿通常存在牵拉舌向下的组织，这个组织会阻碍婴儿的舌头正常衔住乳头。在医院接受检查的许多婴儿似乎都存在后舌系带过短，但因为没有出现症状和功能障碍，也就无需处理。这一事实强调了婴儿离开医院后1～2周家庭随访的必要性，以确保能够达到手术的预期目标。

在这里我简单介绍一下按摩治疗，如颅-骶骨治疗、脊椎按摩护理或筋膜放松，按摩是舌系带过短综合治疗的重要组成部分。它优先被用于哺乳时的乳房单侧疼痛（如喂养时左乳比右乳疼痛更明显）、斜颈或其他问题，但如果哺乳问题仍没有完全解决，哺乳顾问应立即将患儿或患者转诊给经验丰富的舌系带矫正手术医生，由其评估患儿或患者是否存在舌系带过短。更多的细节将在第 5 章第 6 节、第 7 节中介绍。

唇系带

虽然舌系带是最常见的会限制口腔功能的组织，但是唇和唇系带也是其中的重要组成部分，也需要检查。舌系带、唇系带和颊系带等系带被统称为栓系口腔组织（Tethered oral tissues, TOTs）。狭窄或致密的系带会引起口腔功能障碍。

那么口腔软组织的正常活动范围是什么呢？正如我们讨论过的，应该由受限组织引起的功能障碍作为舌系带过短的临床表现来证明治疗的合理性。唇系带过短会导致婴儿吮乳困难，引起哺乳疼痛。若上唇无法正常向外翻起，会导致上唇与乳房的密封不良。根据我的经验，如果婴儿只是唇系带过短，并且接受过矫正，那么吮乳困难的症状可以立马得到改善。有文章也讨论了上唇系带过短导致婴儿吮乳困难的问题，在 14 位行唇系带过短矫正的婴儿中，78% 的婴儿上述症状均获得改善[26]。如果同时存在舌系带过短（这是最常见的表现），那么医生会同时矫正舌系带和唇系带。尽管有一个由 Kotlow 博士创建的分类系统（1 到 4 类），但评估任何系带问题的关键都是功能障碍[18, 27]。医生、家庭成员和网络社区上的朋友都无法仅凭一张照片来诊断唇系带过短（对舌系带也同样如此）。事实上，当从视觉上观察系带时，大多数婴儿似乎都有唇系带过短，但只有其中一小部分婴儿表现出明显的功能障碍。

根据 Flinck 在 1994 年的一项研究，93.4% 的婴儿存在插入牙龈嵴或者上腭的上颌系带[28]。如果婴儿有吮乳问题，同时上唇有一致密的系带牵拉阻止其正常外翻，那么矫正系带很可能对婴儿有帮助。通常，唇系带和舌系带过短会同时出现在一个婴儿身上。根据 Bobby Ghaheri 博士的研究，当舌系带问题专家检查时发现婴儿系带与组织附着的地方发白（或者在系带移动时变白），或者唇表面有凹陷，或者牙龈组织或上颌骨有凹痕，和/或当哺乳顾问检查时发现婴儿有导致衔接不良的唇系带，那么就应该考虑手术矫正唇系带[29]。

如果牵拉婴儿唇时引起疼痛或唇系带窘迫，或者舌系带过短虽已被矫正，但哺乳衔接不良问题仍然存在，那么应考虑是否存在唇系带过短而影响了哺乳衔接。唇系带的形态差异很大，有的唇系带尤其厚实、致密，因此诊断时主要

> 唇系带过短会导致婴儿吮乳困难，引起哺乳疼痛。

> 唇系带的形态差异很大，在诊断时主要考虑它们对上唇功能的影响。

考虑唇系带对上唇功能的影响。如果上唇不容易外翻或者在哺乳时发生卷曲，那么唇部与乳头的密封性将受到影响，哺乳衔接会变得很浅，婴儿吮乳时会发出咔哒声，也可能会出现反流，母亲也会感到不适。

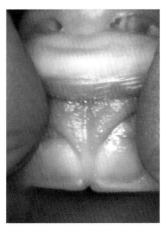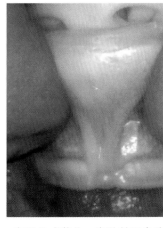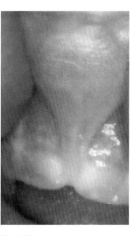

唇系带有不同的形态和大小，有厚的或薄的，有的甚至会造成骨凹陷。

很难量化哪些指标与舌系带过短有关、哪些指标与唇系带过短有关，因为两者有相当多的重叠因素，并且没有足够的研究来定义每种疾病的显著特征。我们看到母亲和婴儿在舌系带过短被矫正后仍然经历着持续的哺乳疼痛或吮乳困扰。为了帮助这些母亲和婴儿，我们应该利用最直接的证据和医生的判断，并结合目前治疗这些哺乳困难病例的专业人员的最佳实践经验，为每个婴儿制定个性化的治疗计划。

理想情况下，如果有必要，应该同时进行唇系带和舌系带的矫正，这样婴儿就不需要经历两次手术。如果对是否需要两次手术还存在疑问，可以在术后 1 周的随访时进行第二次矫正。最近的一项研究表明，大多数临床医生无法通过照片对唇系带的分类达成一致，不管是一直延伸到上腭的类型还是突然中止的类型。临床医生有自己的唇系带分级标准，与 Kotlow 分类系统类似，但只分三种类型：第 1 型，进入黏膜（颊两侧）和牙龈（坚硬的牙龈组织）的区域；第 2 型，进入附着龈；第 3 型，进入牙龈乳头的下边缘（牙龈的边缘）或者包绕上腭。然而，在本节的示例图中，第 2 型和第 3 型似乎都进入了牙龈的下边缘。他们还发现，新量表在评分者间的信任度只有 38%。研究人员得出结论说：因为很难从照片中判断

不能仅凭照片或外观诊断唇系带过短。

系带的分类，因此系带矫正手术不能仅仅依据外观来评估[30]，这是一个被普遍认可的建议。唇系带过短的诊断也不可仅凭照片或外观，更应依据对组织的触诊以及母亲叙述的既往病史。如果吮乳时婴儿唇部内缩，不能正确地外翻，婴儿和/或母亲可能会出现不适症状；这种情况下，家长应考虑手术治疗。激光手术风险很小（轻微出血、轻微肿胀和大约 3 天的疼痛），操作过程仅需 15 s。具体手术操作将在第 2 章第 6 节详细介绍。

大多数婴儿（超过 90%）都有一个靠近上腭的唇系带，这个系带可以表现为或薄或厚，或粗大，或发生纤维化，或呈三角形或带状，虽形态、大小不同，但只有当系带引起了功能障碍、影响了婴儿吮乳时才需要治疗。如果婴儿没有吮乳问题，则不需要干预。我们诊室接到许多父母的电话，他们担心孩子有唇系带过短。当检查后并没有发现婴儿存在功能限制和/或吮乳困难时，我们不会采取任何治疗措施。我们不会因为将来可能会出现的问题而提前治疗，比如牙齿间隙过宽或者刷牙困难（详见第 5 章第 3 节）。我们治疗婴儿是基于当前的问题，如：最详尽的病史信息、临床检查结果和临床医生的最佳判断。

许多研究者认为唇系带在哺乳问题上并不扮有重要角色，然而另外一些人则认为唇系带具有重要的作用，能够引起非常严重的哺乳问题。有时即使被同时诊断为唇系带过短，家长也只选择治疗舌系带过短；另外，由于保险费用每天只能报销一例手术，因此父母只选择进行舌系带矫正手术。如果只能有一个栓系口腔组织可以被治疗，这样的选择是合理的，因为舌系带过短是导致哺乳困难的主要原因。舌系带的伤口愈合需要 3 周，唇系带的伤口愈合只需 2 周。如果在舌系带过短矫正术后进行术后护理练习和伸展训练（见第 2 章第 7 节），婴儿需要在术后 1 周随访以便医生观察伤口愈合情况。如果哺乳问题仍然持续存在，可以在此时进行唇系带手术，这样并不会延长整个康复期。舌系带矫正术后 1 周行唇系带矫正术，术后母亲通常会感觉疼痛明显减轻，哺乳衔接得更好、更深。这在临床上确实有区别，而且我们经常在母亲离开诊室之前立马就能看到效果。

最后一种类型——颊系带

没有任何研究提到过颊系带对婴儿吮乳和口腔运动功能的影响，但有许多常规治疗口腔组织受限的医生承认它们的存在，并认识到这些问题也需要干预。颊系带一直是各种专业会议演讲和讨论的主题，颊部有 4 条系带，这就是"颊部"这个名字的意思（发音像"buckle"），两条位于上口角，两条位于下口角。

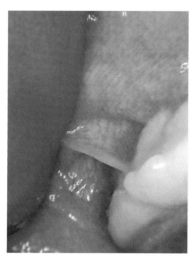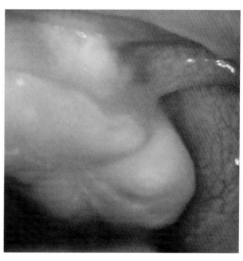

颊系带过短会导致颊部运动受限

　　下颊系带通常不会引起任何问题，然而致密的上颊系带会令婴儿不能很好地移动颊部，从而导致吮乳困难。因吮乳困难而进行第一次口腔检查时，口腔外和口腔内都应检查，首先检查唇缘和上唇系带，然后检查舌的运动和舌系带，最后检查颊部。正常情况下，检查者的手指从前往后在颊部和牙龈之间的最深处滑动时手感应是光滑的；如果存在颊系带过短，检查者会有致密感，手指像过减速带，类似于后舌系带过短，但是此时位置在上颊部。在我们的诊室，我们不收取额外的颊系带检查费用，颊系带矫正手术比唇系带和舌系带手术数量少很多。

　　虽然颊系带过短没有唇系带过短、舌系带过短常见，但检查颊系带也是很重要的，因为它会限制颊部和唇的活动。我们在临床上看到一些持续吮乳困难的婴儿在进行舌系带和唇系带矫正后，需要再次进行颊系带矫正，并且在颊系带矫正后获得了好的效果。当我们矫正了颊系带后，母亲注意到婴儿的哺乳衔接有了变化，哺乳时乳头疼痛也减轻了。我还注意到，当上唇系带被松解后，唇可能仍然不如正常的灵活，但用激光矫正一侧或两侧颊系带，只需 5 s 上唇就能外翻得更轻松、更自由、更省力。

　　现在大多数哺乳顾问都意识到颊系带对颊部的正常活动有影响，并且注意到了颊系带过短矫正术后哺乳质量得到了确切改善。因为婴儿可以更好地移动颊部以达到更有效的吮吸。其他的手术医生也注意到了颊系带过短的限制作用，矫正后同样获得了类似的积极效果。

第 3 节　哺乳顾问的作用

在美国，采取母乳喂养的妇女比过去多了许多。目前的统计数据显示，（2016年）母乳喂养的起始率为 81%，但到婴儿 6 个月大时，只有 22% 的婴儿完全用母乳喂养，不添加其他补充剂或者辅食[31]。包括美国儿科学会在内的许多健康组织（机构）都建议母乳喂养至 6 月龄，然后开始添加辅食，补充固体食物，并持续母乳喂养到 2 岁或者母婴双方都愿意的任何时间[32]。母乳喂养的好处是可以给孩子提供最好的营养和免疫力，促进亲子关系和社会互动，帮助刺激婴幼儿呼吸道、口腔和颌面部结构的生长和发育。吮吸母乳是一项基本的口腔技能，之后才是其他口腔技能，如咀嚼、吞咽和说话。

更多的父母希望为孩子提供最佳的母乳喂养体验和母乳，但为什么母亲们没有达到她们的目标呢？这有多种原因。如果想要实现国家的目标[31]，社区应该努力解决并提高母乳喂养的成功率。这些目标包括增加母乳喂养婴儿的比例，增加职场妈妈在工作场所可以哺乳的方案，减少在出生两天内接受配方奶婴儿的数量，以及增加在爱婴医院分娩的数量[31]。我们要完善产前教育和产前咨询，增加产妇的信心，宣传家庭母乳喂养的好处。接下来，我们要落实最佳分娩和母乳喂养的医院政策和程序，例如减少分娩干预，增加和延长肌肤接触，促进早期和经常母乳喂养，避免不必要的配方奶补充，并在父母学习哺乳喂养时提供最佳的哺乳支持[32]。社区要营造母乳喂养的文化氛围，为居民提供母乳喂养的场所。众所周知，母亲决定停止母乳喂养的首要原因是由于有一个不良的开端，如乳房、乳头疼痛，婴儿衔接困难，缺乏母乳供应（感知或实际），缺乏家庭支持或须重返工作岗位[33]。哺乳顾问可以帮助解决这些问题，优化母乳喂养，使父母可以实现个人母乳喂养目标。

你可能是第一次听说经国际委员会认证的哺乳顾问这一职业，他们是高度熟练的联合医疗专业人员，接受过严格的培训，每五到十年须通过独立的认证考试，并修满当前临床所需的继续教育学分。哺乳顾问不同于那些仅接受过简单培训、为母乳喂养家庭服务的哺乳助手，如咨询师、哺乳教育员或辅导员，经国际委员会认证的哺乳顾问的临床能力和实践培训侧重于临床评估和护理。

哺乳顾问的实践和专业范畴涵盖婴儿和儿童的发育、营养、生理学和病理学，如不同年龄阶段的喂养行为、辅食添加、食物过敏/不耐受、婴儿解剖和口腔解剖、神经功能、肌张力、神经反射、生长模式/图表和营养需求。哺乳顾问还提供关于哺乳问题的评估、教育和咨询，如产妇乳房生理性改变、婴儿营养与生长、解剖学、乳房感染、母乳供应管理、产妇营养状况、母乳成分以及内分泌激素对人类哺乳的影响等相关问题。哺乳顾问必须掌握关于糖尿病、不孕症、代谢、激素、自身免疫性疾病、药理学、催乳剂（任何增加母乳产量的物质）以及草药对增加母乳供应的影响等方面的知识。不幸的是，许多医疗保健人员很少有时间或不具备相关知识来对母乳喂养的母亲和婴儿进行整体评估。将母亲和婴儿的评估分开，则忽略了哺乳过程中的生物相互作用，母亲的问题其实也是孩子的问题，反之亦然。哺乳顾问花时间同时评估母亲和婴儿，并在支持家庭应对母乳过渡和挑战方面发挥关键作用，同时确保母亲在面对全新角色和进行母乳喂养时得到情感上的照顾。此外，哺乳顾问还掌握了心理学、社会学、公共卫生、人类学和母乳喂养等知识。哺乳顾问在医院、门诊部、医务室和私人诊所等环境中促进、支持和倡导母乳喂养夫妻/家庭式。

哺乳顾问通过解决问题的方式为其他医疗人员提供临床评估、教育建议、哺乳治疗、喂养计划方案。哺乳顾问能解决简单到复杂的母乳喂养供应问题。高度熟练的哺乳顾问是栓系口腔组织护理团队的一个重要组成部分，他们在吸吮功能障碍和系带矫正术后护理方面与母乳喂养的母婴双方一起努力，为其提供最有力的支持。吸吮功能障碍可能是由于衔接不良或者定位不准，婴儿生理性反射或肌肉不协调，或喂养过程中的不良姿势造成的。哺乳顾问在母乳喂养方面有许多评估和优化方案，而且每个护理计划都是非常详细和个性化的。他们的工作对象通常是患有吮吸功能障碍和系带问题的婴儿，也包括已经停止母乳喂养、需要奶瓶喂养的婴儿。

对于栓系口腔组织专业领域的从业人员和哺乳顾问来说，主要的挑战是公众和卫生保健专业人员普遍缺乏对口腔功能障碍和系带的认识。我们迫切需要更好的评估技能、更多的培训和教育机会，以

> 我们迫切需要更好的评估技能、更多的培训和教育机会，以便更多的从业者能够提供更佳的护理。

便更多的从业者能够提供更佳的护理。由于这个原因，许多哺乳顾问参与了相关的技能培训项目和书籍编写任务。

接下来讨论的是谁来进行评估和诊断的问题。哺乳顾问可以向患者和医疗保健人员描述并报告他们通过喂养评估和口腔检查所观察到的情况和评估结果。最好能通过清晰的图表、撰写报告或者查阅笔记的方式让婴儿父母和医疗保健人员知晓评估结果。我们还认识到，系带是复杂的，在表现和症状上是多种多样的。我经常说系带就像指纹，在解剖学和功能上因人而异，所以我们的护理应该根据个体的需求，制定相应的评估和治疗方案。

栓系口腔组织专业领域的从业者正在努力为哺乳顾问和医疗人员提供更好的培训，以便他们能够提供全面的评估和诊断、高超的完全松解手术以及出色的术后伤口护理等医院服务。那些经过培训熟练掌握了舌系带和口腔功能专业知识的哺乳顾问知道，这一领域迫切需要设计完善的研究来验证这些结果，尽管这些结果对目前在这一领域实践的人来说显而易见。在研究完成之前，我们将继续提供教育、沟通和团队多学科合作方案，让患者始终处于治疗的中心。

寻求哺乳咨询的父母经常想知道为什么婴儿不能含住乳头或不能顺利进行母乳喂养。哺乳顾问要向这些父母详细讲解婴儿如何更好地衔接和定位，以及舌活动受限如何在母乳喂养困难中起关键作用等问题。哺乳顾问要掌握舌的解剖学和生理学知识，以及舌在母乳喂养过程中的机制——婴儿张口，唇、舌与乳房接触，伸舌含住乳晕和乳头以稳定口腔内的乳房组织，接着舌绕着乳头形成杯状，抬舌并挤压上腭，上腭下降形成必要的真空，最终实现吸奶[12]。在吸吮、吞咽和呼吸过程中，上腭和舌的作用是关闭鼻咽空间，后舌控制液体的流动，以便更好地吞咽和保护气道。舌还有助于腭和牙弓的形成，并向自主神经系统进行反馈以便机体自主调节。

母乳喂养及口腔功能评估

接下来，让我们讨论一下哺乳顾问是如何评估母乳喂养和口腔功能的。当哺乳顾问与一位母亲第一次进行电话接触时，他们会通过积极的倾听技巧来了解这位母亲的哺乳问题，同时记录下母亲和婴儿的症状；然后，他们会通过询问一些深入的问题，以确保收集到完整的病史和哺乳史。进行性访谈通常需要 1 h 或者更长的时间，谈话内容包括询问母亲产前一般情况、孕期身体状况、分娩史、既往母乳喂养经历、母亲的饮食情况和用药史以及当前母婴双方的任何健康问题，喂养的常规和模式、婴儿的尿量和粪便量、婴儿的体重增加情况、个人母乳喂养目标以及母婴二联体的支持系统。哺乳顾问可以在患儿家中、诊室或者门诊进行咨询服务或口腔功能评估，通过观察婴儿喂养情况、检查母亲乳房，帮助解决喂养衔接和定位问题；通过喂养前后准确的称量评估母乳的摄取量，通过指套口腔吮吸检查评估婴儿的吮吸情况，并评估婴儿舌、颊、唇、上腭和下颌的口腔运动功能。

系带功能检查的首要步骤是哺乳喂养评估。婴儿是如何衔接和定位乳房的？母亲是否必须做出一些调整或者做出巨大的努力来进行喂养？哺乳顾问将评估婴儿张口的宽度、唇缘、密封性，以及婴儿舌伸过下牙龈嵴进行定位的能力和环住乳头时的吸吮力。喂养过程中，婴儿颊部应该是圆润的，而不是凹陷或者有酒窝的；下颌的运动应是平滑、有节奏的，以保证良好的吮吸、吞咽和呼吸。婴儿吮吸的过程应该是有规律的，吮吸力度应足够大，每1~3次吮吸后吞咽一次，这个过程应该是安静的。母乳的分泌和婴儿的吞咽应该是流畅的。在整个母乳喂养过程中，婴儿应是持续放松的，有足够的耐力直到喝饱。婴儿在吮吸过程中，我们会观察母亲的状态，评估她的舒适程度及其是否存在喂养疼痛，请她描述婴儿哺乳衔接和吮吸时她的感受，而不仅仅依赖外部观察来判断衔接情况。

进食时经常出现的危险信号通常分为两种类型：低音调吮吸和高音调吮吸。低音调吮吸的婴儿看似在卖力吮吸，但是仍然无法有效衔接乳房。在多次尝试后，婴儿口唇会滑脱或者保持轻微的扑动吸力，但可能不会直接放弃进食。低音调吮吸的婴儿在用力过大或者乳汁不足时会停止吮吸，并且容易在哺乳过程中睡着。这些婴儿每次吸奶用时很长，而且很安静，妈妈很少感到疼痛，但他们大多存在体重增长缓慢或者不增长的情况，而父母可能会被婴儿经常喝奶和无哺乳疼痛的表象欺骗。另外一部分婴儿会以高音调吮吸，吮吸力度很大，似乎要竭尽全力地获得母乳，所以他们通常会啃咬乳头或通过紧闭双唇、增加颊部的力量以获得更大的吮吸力。高音调吮吸的婴儿经常会因为唇和颊部力量不平衡或不正确而导致母亲乳头疼痛和损伤。当婴儿松开乳头时，妈妈会出现乳头白线或折痕、口红状乳头、血管痉挛（血管突然剧烈收缩）皮肤反应，每隔几个小时就会反复受到创伤，这使得乳头组织出现疼痛、裂纹、小疱、水泡或者出血。

患有黏膜下舌系带过短的婴儿往往在提起舌中部和舌外缘时存在阻力，这会导致吞咽异常。这些婴儿在进食时除了发生吞咽异常、咳嗽、呕吐和窒息，还可能产生咔哒声或啪嗒声的声音。婴儿进食时一般不会发出噪音，而这些婴儿无法掌控母乳的流动，经常吸入大量的空气，表现为吞气症和反流。母亲们经常说，母乳供过于求导致过多分泌的乳汁减少了。后舌系带过短的婴儿通常拒绝使用安抚奶嘴或奶瓶喂养母乳。我的观点是母亲的乳房和身体知道这类吮吸是不完美的，加上频繁的过度刺激，乳房会快速而猛烈地排出乳汁，婴儿会表现出躯背部拱起、上半身紧绷以及类似僵硬的军姿等姿势。这类婴儿在吮吸母乳时很难保护气道，结果导致无法继续含住乳头，吮吸被打断，继而又因未吃饱而重复以上动作，因此似乎没有消化和休息的时间。通常一个胀气或者烦躁的婴儿需要在喂奶后很长一段时间保持直立状态或者被抱着走动。妈妈会认为宝宝不喜欢吮乳或者只是在一定的姿势下才愿意吮乳，比如躺着或者是昏昏欲睡的时候。我还观察到，这些婴儿还存在突然断奶和产生口腔厌恶的情况，他们在系带矫正术前后都需要更多的支持，以达到最佳的吮吸和喂养。

哺乳顾问的目标是支持母乳喂养，同时确保婴儿得到最佳喂养，并增加或者保护母亲的母乳供应直到问题解决和/或进行系带矫正术（如果需要）。根据具体情况，我们可能会建议母亲在喂养期间使用乳头保护罩和/或通过母乳奶瓶喂养、接受他人捐赠母乳、进行配方奶人工喂养、使用辅助泌乳或补充喂养系统。

系带评估

哺乳顾问通常使用功能评估工具来进行系带评估。目前三种最有效的验证工具是 Hazelbaker 舌系带功能评估工具（Hazelbaker Assessment Tool for Lingual Frenulum Function, HATLFF）[34]、Dobrich 提出的哺乳婴儿舌系带切开术决策规则（Frenotomy Decision Rule for Breastfeeding Infants, FDRBI）[35] 和 Martinglli 提出的舌系带治疗方案（Lingual Frenulum Protocol）[36]。

这些工具可以帮助专业人员评估舌系带的外观和功能，但它们都有局限性，所以哺乳顾问通常结合临床经验进行评估，以获得口腔检查的全面情况。哺乳顾问先让婴儿吮吸其手指，用手指轻拍婴儿的唇部，然后手指移动（指腹向上）到软硬腭的交界处，通过手指的感觉评估吮吸力的强弱、舌的运动轨迹以及舌体如何卷曲、翻转、抬起、伸展和收缩，感受上腭的形状和弧度、上腭的长度、咽反射，以及吮吸时的音调、力量、节奏和质量。在数字化的吸乳检查中，可以使用添加牛奶的弯曲注射器来评估婴儿的反应，并比较有无液体灌乳时的吸入质量。Murphy Maneuver（以 Jim Murphy 博士名字命名的一个儿科医生，母乳喂养医学专家，哺乳顾问）在吮吸检查时也会用食指滑动触诊婴儿舌下和左右两侧来评估组织的紧张程度，而不是在口底一滑而过。

接下来，哺乳顾问会评估其他可能影响吮吸、吞咽、呼吸以及衔接和定位的情况，比如婴儿的身体姿势。存在斜颈、斜头症、面部不对称或姿势紧张等问题的婴儿在吮乳时更加难以定位、衔接乳房和吮吸乳汁。在评估时，哺乳顾问会将婴儿或儿童放在一个平面上，观察其侧卧、俯卧以及仰卧的姿势；在婴儿运动过程中，观察他们的整个身体姿势，看看到底是柔软的还是坚硬的，是紧张的还是放松的；观察婴儿颈、肩、上肢、下肢和臀部是如何运动的；在和婴儿玩耍时观察他们的扩展和弯曲活动，观察他们的身体是弯曲的还是保持直线的；接下来，观察婴儿的面部、眼睛和下颌的对称性，我们评估头部的形状——前面、后面、侧面、囟门和颅脊，并记录异常情况，如形状异常、凸起或者扁平的局域。例如，一个在扭头时颈部肌肉紧张的婴儿，他可能很容易吮吸右乳，但吮吸左乳时会感到不适，在这种情况下，由受过培训的专业人士（整骨治疗师、脊椎指压治疗师、物理治疗师、职业治疗师、注册按摩治疗师、语言病理学家或注册护士）采用推拿或者按摩治疗，如肌肉筋膜或者颅-骶骨治疗，可以帮助他放松可能影响进食的紧张肌肉。虽然这些方法能解决一些婴儿的喂养问题，但系带过短是导致喂养功能障碍和影响筋膜张力的原因。如果发生这种情况，就应进行系带矫正手术了。

口腔栓系组织（TOTs）检查

口腔栓系组织的检查者通常是哺乳顾问。检查时，哺乳顾问会把婴儿放在合适的膝盖对膝盖的位置上，或让婴儿平躺在检查台上，头部靠近检查者、足朝向远处，他们则站在或坐在婴儿头部后方，就像口腔医生做检查一样，用手掌托住婴儿的头，用双手的食指将上唇拉向鼻底。检查过程中，哺乳顾问应注意观察婴儿上唇抬起过程中的紧张度或困难程度，可将上唇向下牵拉或像拉手风琴一样推上唇向人中，以此来检查上唇能否轻易向上牵拉至鼻底；检查唇系带是薄还是厚，检查系带附着在牙龈上的位置，检查上牙槽嵴上是否有白色的凹痕，用一根手指扫过上牙龈嵴来评估颊系带。如果婴儿存在颊系带过短，且颊系带附着在牙龈嵴的下方或膜龈线之外，则会阻碍检查者手指的平滑移动或者导致牙龈泛白，这就需要进一步评估喂养时的唇紧张和双唇紧闭的情况。

评估舌或者舌活动受限时，检查者会将两根食指伸入婴儿的舌下方，再向口底推压，尽可能地将舌抬高并向后推入咽喉部，最后用中指夹住下颌以稳定舌的提升。检查者会检查系带的张力和弹性、系带的长度、系带附着的位置以及系带的厚薄；触诊舌系带是否紧绷，是否发白；检查舌尖的外观，将其描述为心形或者锯齿状，并检查舌是否呈方形或者已被白色的舌苔覆盖。检查者还需要花时间检查软、硬腭，给系带拍照，或者教家长使用智能手机或者相机在理想的位置和角度用闪光灯抓拍系带并记录下来。

接下来，哺乳顾问将与家长进行有效的沟通，解释评估结果以及口腔功能和母乳喂养是如何受影响的。我们经常分享照片、分享友好家长提供的教育文章以及我们制作的计划表进一步解释这个问题或者更新关于这个问题的专业培训讲义。哺乳顾问的一个重要作用是提供前瞻性的指导，让患者了解在系带矫正术及其他系带松解术期间和术后会发生什么。而我们会为家长解释手术是如何操作的以及手术的好处和风险，然后讨论预期愈合情况和伤口护理；为患儿提供舒适的技术、常规的顺势疗法或可能用于缓解不适的常规药物，以及促进恢复的建议。

哺乳顾问会详细记录系带矫正术前的口腔练习、术后伤口护理指导以及针对母婴二联体的个体化护理计划，以解决系带矫正术前体重增加和供给的问

> 成功的舌系带矫正术后康复治疗需要耐心、时间和付出。

题，然后将咨询记录和喂养计划提供给父母和婴儿的医生，并转诊给按摩和/或系带矫正手术医生；还会为家长提供喂养进展随访、口腔锻炼指导、系带切除术后护理以及愈合期间的情感支持。家长们经常需要被提醒，系带矫正手术通常不是一个快速的解决方法，系带已经限制口腔功能和影响母乳喂养很长一段时间了，因此，

成功的口腔康复治疗需要耐心、时间和付出，要让婴儿学会如何以全新的方式移动他（或她）的舌和口唇。治疗后，婴儿需要改变吸奶的技巧和衔接方式，需要学习新的技术，比如如何在没有乳头保护罩的情况下吮吸，如何选择一种适合婴儿的喂养姿势，以及如何有效地衔接和挤压乳房。口腔锻炼和吮吸训练有助于舌、下颌、下唇和颊的运动和功能康复。经过培训并从事复杂喂养和口腔康复工作的哺乳顾问能够提供相当大的支持和帮助来成功优化母婴的喂养衔接、稳定喂养行为，帮助家长提高系带手术术后护理技能，但这些都不是一次就诊就能做到的。

如果婴儿在系带矫正手术后1到2周仍然感到不适，哺乳顾问将建议进行随访。根据在重新评估中发现的问题教导父母具体的吮吸训练和口腔锻炼方法，向父母展示如何协助婴儿做俯卧运动、进行婴儿抚触、进行反射整合。和婴儿游戏互动有助于锻炼婴儿的颈部、肩部和其他支持有效喂养的肌肉。家长可以与专业的按摩人员合作，进一步促进婴儿的最佳康复（更多信息见第5章第7节）。

较大婴儿和幼儿的口腔组织检查

哺乳顾问的工作对象不仅仅是婴儿，还包括继续母乳喂养、已过渡到固体食物或可能正在断奶的较大婴儿及幼儿。存在上述问题的家长都可以向哺乳顾问寻求帮助。哺乳顾问了解较大婴儿可能出现的症状，如持续的体重增长不良、喂养问题、难以过渡到固体食物，表现为厌恶食物，容易窒息、呕吐，喜欢含住食物不吞咽，

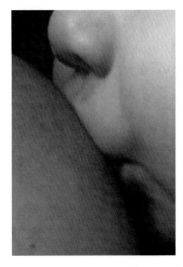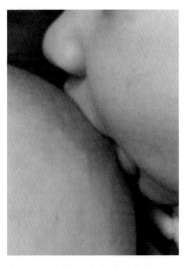

同一天内，在舌系带和唇系带过短矫正术前后的浅哺乳衔接（左）和深哺乳衔接（右）。术后婴儿的张口度更大，唇部也更放松。

或进食缓慢、说话迟缓或说话困难以及牙齿畸形。如果出现上述任何症状，哺乳顾问会通知儿科医生，然后进行语言或专业治疗，包括哺乳顾问在内的喂养团队随后也会就此讨论并为患儿制定优化的母乳喂养、固体饮食方案，并且在症状指向存在系带过短和存在喂养功能障碍时，提出必要的手术建议。

系带矫正术前指导与术后护理

如果存在限制功能的系带，婴儿将被转诊至专业医生处以作进一步的评估，而且最好是在第一次就诊时医生就与家长讨论并教会家长舌和唇系带矫正术后伤口该如何护理。医生要向婴儿父母示范系带矫正术后的护理步骤和如何与婴儿互动，并指导他们将手指放在婴儿口腔内的最佳位置进行口腔康复锻炼和伤口护理。

在系带矫正手术前，医生要鼓励婴儿父母每天进行 2 次护理练习，这样即可以帮助他们建立自信，又可以让婴儿对术后护理过程和吮吸训练过程更熟悉。此外，口腔锻炼可以激活、刺激肌肉，以帮助改善整体的张力和力量。

最后，我们来讨论手术后常见的不适和常规的护理方案。家长需要提前列出购买的清单，比如顺势疗法用具、滴牙液和/或止痛药。在系带矫正手术后，如果家长可以抽出几天到一周的时间照顾孩子将有助于孩子缓解不适。增加抱孩子的次数、增加肌肤接触的时间、给婴儿洗热水澡、增加婴儿尝试吃奶的次数，这些都是需要考虑的干预措施。

> 增加抱孩子的次数、增加肌肤接触的时间、给婴儿洗热水澡、增加婴儿尝试吃奶的次数，这些都是需要考虑的干预措施。

的干预措施。家长应认识到，由于术后的不适感、频繁的术后护理以及两次就诊的间隔期，系带矫正术后的 7~10 天可能是最具有挑战性的，父母可以在系带矫正术后的 2~5 天和 2 周左右时，根据婴儿的年龄和喂养进展，与手术者进行电话随访或到哺乳顾问处随访。理想情况下，哺乳顾问处的 2~6 次随访预约将使喂养回到正轨。哺乳顾问的随访预约重点是为父母提供正常愈合的保证、优化新的喂养技术、制定喂养护理计划项目，比如改善母乳供应不足、指导口腔锻炼并提供情感支持。父母们经常会有很多疑问并开始怀疑这段过渡时期和康复时期的做法是否有效或者有价值。我们要给家长加油鼓劲，并指出婴儿在哪些方面取得了进展，并继续教父母如何帮孩子走上康复之路。有时父母想和其他经历过系带矫正手术的孩子父母交流，因此，哺乳顾问可以将经历过类似情况的其他人联合起来或者建议他们参加一个支持小组，无论是面对面的还是在线的。

哺乳顾问的护理挑战

通常情况下，哺乳顾问会遇到那些已经没有充分恢复母乳供应机会或者已经没有母乳喂养、现在不是部分母乳喂养就是完全用奶瓶喂养的母婴二联体。在这样的情况下，哺乳顾问会赞扬母亲的努力并且鼓励母亲，即使是添加了配方奶，她的母乳仍然有利于孩子的成长和免疫力提升。奶瓶喂养的婴儿在吮吸技能上可能也会遇到困难。有时我们看到，奶瓶喂养时婴儿表现出挑剔或者沮丧行为，奶瓶喂养时容易口角溢奶，需要花 30 min 或者更长的时间来喝完一瓶奶，在这些情况下，孩子会消耗更多的能量，这可能会导致体重增加不良或奶瓶排斥。

我们应尽最大努力来优化母乳供应，展示更好的奶瓶喂养方式。当系带影响到早期喂养时，父母们会因为母乳喂养的失败而伤心，但是哺乳顾问可以鼓励父母在下一个孩子出生后的第一周内联系他们，为下一个孩子的母乳喂养成功埋下种子。应对喂养挑战的过程中会出现许多高潮期和低谷期，但当父母们学会坚持，直到他们的宝宝进入更好的喂养和发展道路时，回报是令人兴奋的。

（Lisa Lahey, RN, IBCLC）

第 4 节 手术者的评估

婴儿可能是最难治疗的舌系带过短患者，因为治疗的时机非常关键，治疗团队的所有成员都需要相互联系并保持意见一致。所有年龄的患者在恢复的过程中都面临独特的挑战——学习正确的肌肉协调，放弃代偿肌肉的使用，以实现舌的正常功能。婴儿也不例外，而且婴儿在康复的过程中需要更多的帮助。

舌系带过短婴儿的治疗应该从医院开始，婴儿出生后即可进行检查，以便及时发现潜在问题。巴西有一项关于舌系带检查的法律，该法律要求由语言病理学家对所有婴儿的舌系带进行评估，语言病理学家正在研究诸如舌系带过短之类的口腔限制因素[37, 38]。这项立法对包括美国在内的许多国家都有帮助，而且支持这一立法的人也在不断增加。评估的关键是要确保检查婴儿口腔的人了解要检查的内容，并接受过适当的培训，可以准确地评估和处理任何发现的口腔限制因素。

就像婴儿要做许多先天性畸形检查一样，舌系带评估应在婴儿出生时由最近接受过全方位舌系带评估继续教育的医生进行。如果有任何发现，医生应与哺乳顾问讨论，后者将对母乳喂养关系的各个方面进行单独评估。哺乳顾问应该评估哺乳衔接及母乳喂养情况，询问后续问题，对母乳喂养提出合理建议，检查婴儿的口腔内是否存在舌系带或唇系带过短，就像上一节详细讨论的那样。虽然哺乳顾问不能正式诊断栓系口腔组织，但他们的实践经验确实能支持这种对婴儿口腔组织的评估，这是确定是否存在功能障碍的关键。如果怀疑婴儿有舌系带或/和唇系带过短，哺乳顾问应当将其转诊给合适的手术医生，让医生对婴儿的系带组织进行进一步评估，并在必要时让其进行手术治疗。

哺乳顾问是母乳喂养的倡导者，医院和主治医生应该支持他们的工作，支持他们就舌系带问题向母乳喂养家庭提供指导。有后舌系带过短的婴儿在第一次尝试吮乳时并没有表现出不同于舌系带正常婴儿的症状，舌系带正常的婴儿第一次吮吸母乳时可能也会出现衔接困难，因此最

医院应该确保父母们知晓，如果出院后哺乳问题持续存在，他们可以向哺乳顾问寻求帮助。

初的不适和烦躁可能都被认为是正常的。然而，医院的哺乳顾问应该建议这些家庭，如果母乳喂养变得更糟糕或者出现其他问题，应再次评估或寻找善于舌系带矫正的手术医生。医院应该确保父母们知晓，如果出院后哺乳问题持续存在，他们可以寻求哺乳顾问或者社区母乳喂养支持小组的帮助。哺乳顾问是护理团队的重要组成部分，（无论是在家中、社区还是诊所）他们与母亲和婴儿的接触比其他医疗人员更频繁，并且可以在关键的产后期及之后给予相关指导和母婴护理。

哺乳顾问一旦发现婴儿舌系带过短，就应该转诊给有经验的医生。在我的双胞胎女儿被诊断为舌系带过短并接受治疗后，我感受到了哺乳问题的巨大改善。为了尽可能地了解这个问题，我阅读了无数的书籍及文章，观看视频，参加会议，并与全国各地的手术医生进行交流。婴儿舌系带过短的治疗需要许多不同类型的医生共同参与，因此最好是通过团体协作的方式来护理母亲和婴儿。为本书撰稿的专业人士也证明了这一点。

如前所述，哺乳顾问可能是第一个发现母乳喂养关系存在问题的人，他们的专业知识远不限于评估哺乳衔接和帮助哺乳定位，这是我和女儿们的亲身体会。母乳喂养对一些婴儿来说很困难，这让一些母亲和医疗保健人员感到惊讶，因为他们认为母乳喂养是自然和本能的。同样，如果需要特殊护理，哺乳顾问应为该家庭推荐其他医疗保健人员，如本章第 5 节所述，患者进行特殊护理后应该回到哺乳顾问处进行随访。

婴儿一旦发现存在母乳喂养困难，就需要评估是否需要进行手术治疗，手术评估应由舌系带矫正手术者进行。手术者可以是儿科医生、新生儿医生或耳鼻喉科医生（耳鼻喉外科医生）、全科医生或儿童口腔医生、牙周科医生、口腔颌面外科医生、执业护士或其他经过充分培训并获得执业许可证的医疗保健人员，他们都能够正确施行这类手术，为患者完成一个完整的功能松解手术，并提供良好的后续服务。同样，相较于为实施手术而选择的工具（激光、剪刀、手术刀），手术者实现全功能松解的手术能力更重要。如果患者说做了系带"剪断"或者"夹断"手术，这可能是不够的。因为在这一领域有更多经验的手术者通常会使用诸如"舌系带过短松解"或"舌系带过短矫正"这样的术语。

> 相较于为实施手术而选择的工具（激光、剪刀、手术刀），手术者实现全功能松解的手术能力更重要。

实施矫正手术的手术者应该熟练掌握前舌系带过短、后舌系带过短、唇系带过短和未治疗的系带过短在患者全生命周期中的不利影响以及术后护理相关知识。手术者应该全面检查婴儿，详细回答父母的问题，获得父母的知情同意，并向父母解释所有的风险、收益以及治疗方案。在某些情况下，父母在孩子做完手术后才知道孩子的系带在医院被剪断了。许多时候，这样的手术根本达不到好的效果（也不道德）。系带矫正手术医生应该利用合适的照明、放大器械，并在稳定条件下通过小的切口来完成手术。很少有婴儿需要在全身麻醉来完成手术，这是因为全身麻醉的风险太大，无论是手术时还是将来。如果手术能够安全地进行，且对孩子的压力或不适最小，那么在诊室进行系带矫正术带来的好处远远超过在医院环境中进行镇静或麻醉产生的风险，且花费更低。

> 系带矫正手术医生应该利用合适的照明、放大器械，并在稳定条件下通过小的切口来完成手术。

美国食品和药品管理局（Food and Drug Administration, FDA）最近发布了新的规定，反对三岁以下的儿童使用镇静剂和全身麻醉剂。动物模型显示，动物在接触这些药物后会出现脑细胞死亡，这种情况对儿童的发育也会产生影响[39]。FDA 建议将全身麻醉用于不能延误的重大手术，比如先天性心脏缺陷、腭裂等。全身麻醉药物和麻醉气体对发育中的大脑的影响尚未得到充分研究，如果存在其他替代方案，那么就应该慎重使用镇静剂或全麻药物[40]。

麻醉的使用总是需要进行风险与收益评估。如果孩子有严重的心脏疾患，在治疗过程中则需要使用全身麻醉；对于有全口龋齿或感染的儿童，儿童口腔医生在门诊手术中使用全身麻醉以方便对幼儿的治疗，这种做法最大限度地减少儿童心理创伤，使治疗能够有效地完成，这比对一个有意识的、非常焦虑的幼儿进行手术所能实现的质量更高。然而，像系带矫正术这种可以在诊室安全进行的手术则不需要全身麻醉，偶尔有医生可能会选择，但是应该很少有必要，因为系带矫正手术通常不会对常规免疫造成更大的创伤，当然也比包皮环切手术的创伤小很多。

> 系带矫正术可以在诊室安全进行，常规不需要全身麻醉。

栓系口腔组织的相关治疗知识必须由手术者自行学习，因为医学生或住院医生在培训时通常不会系统学习。即使在专业培训时会涉及相关的知识，但这些知识往往也是过时或错误的。在过去几年里，手术医生应该已经完成了一些与舌系带相关的继续教育课程，因为治疗舌系带的新方法和新观念正在迅速发展。手术者可以通过回答问题以及展示护理过的既往病例、最新的技术证书、栓系口腔组织有关的继续教育完成情况来获得其他医疗团队成员的认可。

医疗保健专业人员的检查

检查者可以是任何与婴儿互动的人，如前面提到的儿科医生、哺乳顾问、语言病理学家、职业治疗师、喂养专家或手术医生。医生应该首先获取患儿的病史，并让母亲填写一份问卷，其中包括所有可能与婴儿舌系带过短有关的问题（见附录）。母亲可能没有意识到吐奶、反流、鹅口疮、乳腺炎和不能含住奶嘴都可能和舌系带过短有关。母亲填完问卷后，婴儿将被从安全座椅或母亲的怀抱中抱出来，放在一个检查椅或口腔医学椅，或放在妈妈和医生膝对膝围成的圈里，这样在医生检查时妈妈可以同时安抚婴儿。

检查者评估舌系带的最佳位置通常是在婴儿平躺时其头部的上方，但是有些检查者喜欢在婴儿头部下方检查。如果在下方检查，由于下牙龈垫会阻挡视线，可能会遗漏不太明显的舌系带（如后舌系带）。

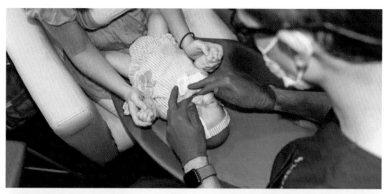

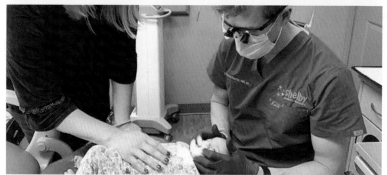

使用放大镜和照明工具从后方对躺在膝对膝位置（上）和椅子上（下）的婴儿进行检查。

检查者应该用两根食指检查舌系带，在系带两侧往上推，并试着抬高舌，如果舌不容易抬高，则可能存在限制。即使婴儿可以伸舌，也并不意味着不存在舌系带过短。检查者有时候可以很明显地看到婴儿的舌系带从口底延伸到舌尖，有时候则需要近距离检查。无论是哪种情况，为了确保没有任何可能导致哺乳问题的原因被遗漏，全面检查都是非常必要的。

能够伸舌也不能排除舌系带过短的可能。

墨菲手法（The Murphy maneuver）是一种很好的检查方法。这种手法是用一根食指在舌下和口底来回滑动。正常情况下，舌下组织应该是如海绵般光滑柔软，当指腹滑动触诊舌下区域时，手指不应该有跳过栅栏或者越过减速带的感觉。上腭不应该高拱或者看起来像洞穴，而应该是平坦且宽阔的"U"形。当人体进行吮吸和休息时舌面应是紧贴上腭的，这对上腭有塑造作用。因此，如果舌被系带牵拉着，上腭就不会是平坦、宽阔的，而是高拱的。这种塑造过程在子宫内已开始，当胎儿吞咽羊水时，舌面会紧贴上腭。通常胎儿在 20 周时开始吞咽，如果吞咽方式不正常，吞咽时舌不能接触上腭，也不停留在上腭，那么婴儿出生时上腭很可能呈高拱状，这个迹象通常表明舌体受到了限制。

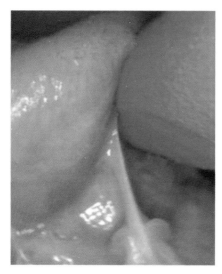 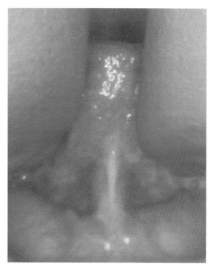

指腹滑过像跨过栅栏（左）和减速带（右）的舌系带过短病例

许多舌系带过短婴儿的舌背上会有一层白色的舌苔，因此而经常被误诊为鹅口疮。这种白色的舌苔（也叫奶苔）是由于舌休息时（低舌位）不接触上腭，残留的母乳不能被摩擦掉而形成的。婴儿的舌和成人一样，休息时应停靠在上腭表面，如果这些婴儿白色的舌苔只存在于舌背，那么不考虑为鹅口疮，而应高度怀疑舌活动受限。舌系带过短婴儿的另一个迹象是唇部的吮吸水疱或硬茧，这表明婴儿的吮吸功能不正常，婴儿是依赖唇而不是通过舌产生喝奶时的真空。此外，过度频繁打嗝（或在子宫内经常打嗝）的婴儿更有可能患有神经疾患导致的口腔系带问题，比如迷走神经和支配膈肌的膈神经发育不全。这是神经系统发育不全或失调的信号。

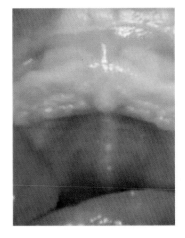 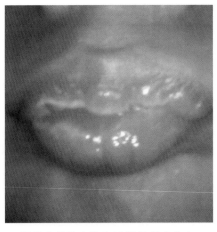 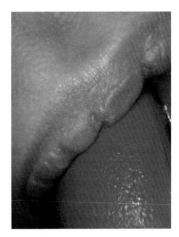

婴儿高拱的上腭和唇部的吸吮水疱

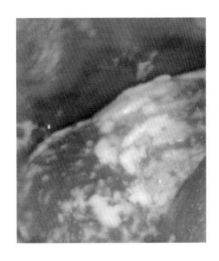 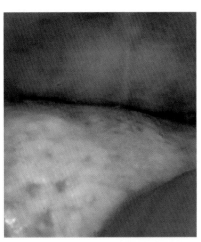

新生儿的鹅口疮（左）是厚实的，通常发生在颊部、上腭和舌。舌系带过短引起的舌苔为光滑的白色（右），位于舌体的后部。后者不需要治疗，通常在系带矫正手术后的几周内消失。

　　由于上腭是鼻腔的底部，舌体受限可能会导致终身的牙齿和气道问题（见第5章第2节）。上唇应该被提起检查以确保没有被系带牵拉受限。上唇系带被提起时应该不发白（变白），且不会引起婴儿不适。唇系带过短可能以多种方式出现，这可以通过病史和检查排除。一个有经验的医生可以并且应该评估唇、舌和颊部的所有区域。

其他治疗团队成员

通常，有舌系带过短的婴儿还会有其他问题，这些问题可能需要按摩师的专业帮助，比如物理治疗师、职业治疗师、脊椎治疗师、颅-骶骨治疗师或者其他在安全照顾婴儿方面有经验和受过训练的专业人士。例如，斜颈是一种常见的疾病，由于一侧的颈部肌肉太紧张，导致头部偏向对侧，这种情况会导致婴儿用某一侧乳房吮乳时更偏爱某一侧乳房。如果出现上述情况，最好是由一位经过专业训练，有照顾斜颈或者舌系带、唇系带过短婴儿经验的专业人员进行评估。

有的婴儿需要额外的帮助，如语言治疗师、喂养专家或者职业治疗师的帮助。任何吞咽问题或者复杂的医学情况（如腭裂），都需要多学科团队成员共同协作。通常情况下，手术医生或者哺乳顾问会有一份专家名单，这些专家曾经帮助过舌系带过短患者，并取得了很好的效果。另外，某些社交媒体平台上的舌系带专题支持板块能提供相应的帮助。

第5节 应对哺乳问题时的人文关怀

父母们经常说，当他们忧心孩子存在舌系带过短问题时，他们的产科医生、儿科医生或口腔医生对他们缺乏理解和同情。通常情况下，如果母乳喂养存在困难，医生会鼓励妈妈给婴儿添加配方奶，即使这话出于好意且说得温柔，妈妈们也可能不太喜欢这个建议。妈妈们虽然可能没有按照她们想要的方式进行生育计划，但至少喂养孩子应该是自然的、没有困难的，大部分妈妈是这样认为的。

我的妻子也是这样想的。我们希望生产过程不需要太多医疗干预，但当发现我们拥有一对双胞胎并且其中一个女孩是臀位时，我们不得不接受剖宫产。手术进行得很顺利，孩子们也很健康，但从第一天开始，母乳喂养就成了一项艰巨的任务。当时我们并不知道问题出在哪儿，直到后来我们发现两个女儿都有舌系带和唇系带过短问题。尽管儿科医生、护士和哺乳顾问在医院里都对她们进行了检查，但舌系带和唇系带过短仍然没有被发现。医生建议我们在出院前给女儿们补充配方奶，但这与我们的意愿不符；对一些母亲来说，配方奶是一种可行的解决方案，如果母亲愿意这么做或认为这是最好的方案，那么就不会感到任何尴尬和有羞耻感。然而，如果母亲希望母乳喂养，那么这些愿望应该得到尊重，医生应该采取一切可行的措施使母乳喂养关系成立。

一些母亲讲述了医生们的故事，他们淡化或最小化妈妈们在哺乳期间所经历的痛苦，并告诉她们，这些痛苦会随着时间的推移而消失，她们的乳头会变硬、会长硬茧。她们经常听到重复的话："有些妈妈就是这样。"哺乳期间的剧烈疼痛不应该被动接受或被忽略。如果一个母亲的疼痛程度是1到10级中的9级，那就可能存在问题；如果患者在就诊时告诉医生，身体某个部位的疼痛达到9级，医生应该立刻评估患者，以了解更多的情况。

> 剧烈的哺乳疼痛是不正常的，这是异常问题的一种迹象，应该做进一步的检查。

既然我们对母乳喂养困难有了更多的了解，现在是时候让医生学会对母亲以及哺乳疼痛采取措施了。医生需要从倾听母亲的担忧开始，并做好将她们转诊给哺乳顾问或专业医生进行评估的准备。

这似乎是一个基本问题，但重要的是要停下来想一想，对医生来说，人文关怀对患者意味着什么。医生学习的最重要的技能之一就是做一个积极的倾听者，通过倾听来了解患者。有时对患者来说，能够讲述自己的故事或有人倾听也是一种治疗，它提升了患者的体验感，有助于减轻与医疗过程相关的压力。

要做到有意识的、更好的倾听，最简单的方法是给患者 1 min 的倾诉时间，然后再回应他们。整整 1 min 的倾诉时间可能会令人惊讶，因为电子病历的出现加剧了医患之间倾听的障碍，病历有太多内容需要检查和填写[41]。试着去了解患者的处境、理解患者的困扰，应该是医生与患者互动首要达到的目标；以患者为中心的互动、与患者和家属进行直接的眼神交流，可以增强信任感，带来真正的沟通；给予患者充分的关注也有助于共情和同情。在日常安排中留出足够的时间详细询问病史和检查是人文护理的关键。没有舌系带问题相关经验的医生可以阅读本书或者其他相关的故事，以便了解受这些问题影响的家庭正在面临的挣扎和疲惫。

第 6 节　舌系带过短的手术治疗

在对孩子进行评估之后，如果详尽的病史表明需要进行舌系带、唇系带和/或颊系带矫正手术，那么医生可以根据孩子的具体情况选择不同的手术方式，本节将带家长和其他团队成员（非手术医生）了解系带矫正手术。这本书并不是用来教那些从来没有做过这类手术的人如何开展手术的，对这方面内容有兴趣的医生应该参加继续教育培训、积极获得相关技术认证、向手术医生学习。在学习任何外科手术技术时，没有什么能替代实际操作实践，患者的安全必须永远是第一位的，和其他手术一样，为了保证手术的质量，医生必须既细心又有条理。

手术方式的选择

最早以前，舌系带矫正手术是由助产士用锋利的指甲完成的，但今天我们有更好的选择。剪刀是重要的手术工具，但是用剪刀进行手术可能很难实现完美的手术效果。一旦血管组织被剪破，出血会导致手术视野模糊，后续的手术将很难继续进行。一些医生仍使用剪刀进行舌系带矫正术，术后患者出现了许多不同的手术结果。有些患者巨大的系带上只留有一个小切口，而有些患者只在舌下留有一个漂亮的菱形切口。

有趣的是，与美国相比，欧洲多国的系带矫正手术更容易见到菱形切口，但因手术医生不同而产生了不同的手术结果。医生虽然剪断了系带，但留下了一个垂直状的线性伤口，也就是说前舌系带过短被矫正了，但后舌系带的问题仍然存在。这种不完美的手术遗留下了一层厚厚的组织，仍然牵拉舌体向下，限制了吮乳、说话和进食时舌的活动能力。这部分组织

> 这种不完美的手术遗留下了一层厚厚的组织，仍然牵拉舌体向下，限制吮乳、说话和进食时舌的活动能力。

不会随着时间的推移而消失，许多在婴儿时期被剪刀矫正过舌系带的成年人仍然承受着舌运动受限所带来的功能障碍（见第 6 章第 3 节）。

Bobby Haheri 博士描述道：舌系带就像帆船一样，船员在操作表面的帆时，也

不能松开帆后面类似桅杆的厚实组织。他指出，所有的前舌系带都有一个"后桅组成部分"，这意味着所有的前舌系带过短都伴有后舌系带过短，其中一部分存在一个前膜。如果只切除前部薄膜，后面厚实的组织部分就会被保留下来。

所有的前舌系带过短都伴有后舌系带过短，两者都应该被彻底矫正。

他认为使用的手术工具并不重要，重要的是实现一个完整的手术。帆船是一个有用的类比，它解释了为什么手术有时有效，有时无效。有些婴儿只需要切除前部薄膜就能达到有效的哺乳，而有些婴儿则需要完全松解舌系带。

完全松解舌系带过短的手术可与本书前面提到的并指手术做比较。如果两根蹼状手指只松解第一指关节，孩子可能有一些功能能够得到改善，但要让孩子真正有机会去正常使用手指，完全松解才是目标。我们不知道孩子会不会成为一名钢琴家，因此没有人争论手指是应该被部分松解还是完全松解。舌系带也一样，最好是充分松解整个系带，这是可以通过各种治疗手段和合适的训练来实现的。在舌能正常活动和功能正常的时候，孩子不应该用几个月、几年甚至几十年来进行功能代偿。

通常，使用剪刀进行完全松解时需要用止血钳夹紧系带的血管，然后在系带中部作一个切口，并在两侧各作一个小切口或使用钝性解剖直到系带上

在使用剪刀松解系带时，有时只做一次剪切，这通常是不够的。

形成一个菱形创口；在使用剪刀松解系带时，有时只做一次剪切，这通常是不够的，后续的剪切是最常被忽略的步骤。

伤口呈菱形的原因是因为系带是三角形的，当三角形棱柱被切开时，其顶部和底部就会翻转，最终形成一个菱形。当对系带进行足够深的水平切割时，菱形是组织形成的自然形状。为松解外侧边缘张力而使用剪刀所作的后续小切口会较之前的切口更难，因为剪刀剪第一个创口后就会发生出血；接下来的步骤是剪除黏膜、筋膜或结缔组织，而不是肌纤维。Ghaheri 博士将其描述为类似小心翼翼地打开香肠外壳。伤口很浅，也许只有 1 mm 左右，而宽度大约是 5 ~ 10 mm。有些患者会进行缝合以关闭伤口，婴儿和儿童则需全身麻醉后才能进行上述操作，但正如我们前面所讨论的，全身麻醉的风险和成本远远大于缝合伤口所带来的好处。

另外一种类似于剪的方法是使用解剖刀或者外科手术刀进行舌系带松解。刀片

和剪刀有同样的优点和缺点，但是如果孩子是醒着的，刀片在口腔中移动的风险更大，可能会误切危险的位置，例如唇和口底的大血管。如果手术中因出血而影响视野，且没有使用光源（比如头灯）或放大镜，那么这些口腔内的大血管也有被剪断或切开的风险。硝酸银虽是常规止血剂，但在激光手术中不常用，许多医生在使用剪刀进行系带松解时也不需要用到它。硝酸银具有腐蚀性，会灼伤舌下的脆弱组织，造成额外的疼痛。外科医生手术时一般都能避开大血管，从而避免使用硝酸银。冷纱布或者浸过羟美唑啉的纱布也可以用来止血，让婴儿立即吮乳也可以止住用剪刀或者刀片进行手术造成的出血。如果在手术期间或者术后出现大出血，可使用硝酸银或寻求额外的紧急帮助，以避免其他并发症的发生。

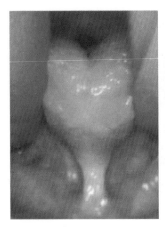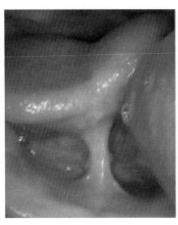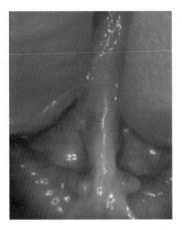

既往用剪刀松解过的舌系带。使用剪刀进行不完全的矫正松解通常会留下一层厚厚的限制性组织，几乎没有缓解症状，反而产生了医源性损伤，前舌系带过短变成了后舌系带过短。充分松解这些组织可以缓解不适症状、改善吮乳困难问题。

此外，电灼、透热疗法——通过使用电烧灼器灼烧组织，也适用于矫正系带过短。如果孩子选择全身麻醉或者非激光外科手术，通常就会采用这种方法。外科医生在进行手术时，经常会使用电烧灼器来切割其他组织，或进行止血。电烧灼术的优点是它可以提供一个完美的手术视野和手术区域，因为它在切割的过程中很少出血或不出血；缺点是孩子在手术期间和术后会经历更多的疼痛，烧灼和电力所产生的能量和损伤会更深入组织，会影响更多的神经，因而产生的疼痛更剧烈。和激光手术相比，电烧灼术还会导致伤口愈合缓慢、疤痕增大，引起更强烈的炎症反应。电烧灼术的缺点还在于它会形成电弧（取决于类型），造成口唇烧伤，患者可能会留下永久性的疤痕。这种情况通常是电烧灼器在工作时遇上金属工具而产生的。

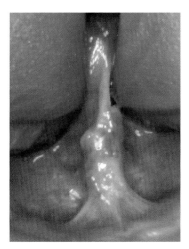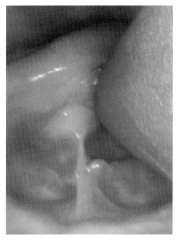

左边是唾液腺受损的病例，右边是舌上的切口。不完全的剪刀松解矫正术后系带遗留残余张力，症状未缓解，而且造成了未切割系带中部的医源性损伤。激光完全松解后，舌的运动和症状都能得到改善。

　　最后，也可以说是目前最佳的选择——激光手术。有些人可能会武断地认为使用激光会造成组织过度损伤，这是因为他们不熟悉这种激光手术。激光在外科手术中的运用并不罕见。CO_2激光是 1964 年 Kumar Pater 博士发明的，CO_2激光第一次应用于口腔外科是在 1977 年。与上述可选择的方案相比，激光手术更安全、更柔和、更精确，从事舌系带过短矫正的医生应考虑引入激光，为患者提供最佳方案，以获取最优的手术结果。

　　要掌握激光的正确使用方法，手术者需要参加激光安全课程，并遵守所有的激光安全协议。手术者应该熟悉激光的波长和特性，应该通过接受继续教育课程来全面了解激光手术的参数和最佳技术，以达到最佳的临床效果。美国激光外科委员会（American Board of Laser Surgery）负责对医生、口腔医生和其他医疗保健专业人员进行认证，认证过程有助于手术者以安全有效的方式理解和使用激光。

　　目前临床主要有两种类型的外科或口腔医学激光器。第一种类型是接触式激光器，包括二极管激光器，这种激光器使用石英玻璃纤维，在被启动后激光能量集中在尖端，通过热尖端接触组织进行切割；第二种类型是非接触式激光器，包括铒激光器和 CO_2 激光器，这种类型的激光器会形成一道无形的光束，激光能量本身就能完成切割，不需要与组织接触。这两种类型的激光都比剪刀、手术刀或者烧灼器工作得更好，因为外科医生可以在少量出血或者不出血的情况下保证清晰的手术视野和精确的切割。

二极管激光器较便宜，因此比其他类型的激光器更常见。二极管激光器有不同的品牌，但它们都是将能量集中在玻璃纤维末端，要求手术者轻压组织并使用加热的纤维来切割舌、唇或者牙龈。二极管激光器必须首先"启动"，这个过程需要先使用黑色的纸、软木塞或者黑色墨水笔的尖端以阻挡能量损伤，使它达到工作温度。激光尖端的温度可以达到白热化，即900℃~1500℃[42, 43]。高温使组织烧焦并消失，类似于电灼，但伤口的深度和对下层组织造成的损伤小于烧灼。二极管激光器在每个工作单位大约需要1 min（上、下系带松解需要2 min）。二极管激光器在系带矫正时非常有价值，但手术者必须接受培训才能有效发挥二极管激光器的效用。正如Ghaheri博士在他的讲座中提到的，只会应用激光并不能使一名外科医生称职，一个技术高超的剪刀松解手术也可以比激光手术产生更好的疗效。

> 拥有激光并不能使一名外科医生称职，一个技术高超的剪刀松解手术也可以比激光手术产生更好的疗效。

CO_2激光器和铒激光器为非接触式激光。手术者将激光尖端悬停在组织上方，隐形激光能量进入组织，将组织中的水分子加热到100℃（水的沸点），位于光束路径上的水分子会变成蒸汽，从而带走组织，这个过程称为汽化。这个过程非常精确，每次能去除比人的头发还薄的组织层，对下层组织的间接伤害比二极管激光或电烧灼小很多。CO_2激光器引起的出血比铒激光器少，这个特点是由于使用的波长和超出本书介绍范围的附加属性所致。

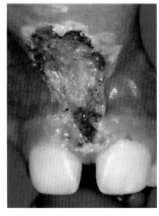 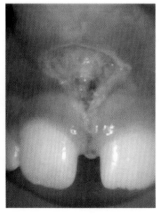

激光矫正术后的即刻伤口：二极管激光术伤口（左）和CO_2激光术伤口（右）。注意：本书中某些图片显示的伤口可能会让父母或非外科医生感到惊恐，但其实伤口本身是非常浅的，很少或没有出血，口腔组织愈合非常迅速，通常很少留下疤痕。

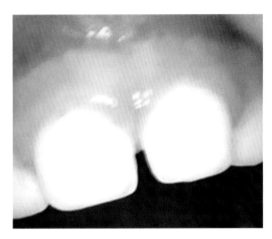

两种激光术后伤口都愈合得很好。图
为二极管激光术后 6 周伤口完全愈合。

　　这两种类型的激光器已经使用了几十年，有良好的安全记录。它们在手术中使用的功率非常低，通常是 1~2 W，所以出现误切的风险极低。事实上，对于在手术过程中被安全包裹的婴儿，以及佩戴激光安全眼镜的患儿、医生、助手，激光手术是比剪刀、刀片和电烧灼器更安全的方法。激光需要在开关或者脚踏开启时才会工作（切割组织）；因为低功率的设置，它还必须与组织接触较长一段时间（二极管激光器）或者对准组织几秒钟（CO_2 激光器）才开始切割。因此即便患儿在操作过程中无法保持不动，也不会有太大影响。CO_2 激光器治疗的用时很短，因为 CO_2 激光器的切割效率更高，切割舌系带只需要 5~10 s，切割唇系带只需要 10~20 s，而二极管激光器的平均治疗时间是 2 min。婴儿哭 2 min 和哭 30 s 是有很大区别的！如果医生有使用激光的经验并且知道如何安全操作，那么与传统手术方法相比，激光手术在松解系带时更安全有效，患者出血更少而且疼痛更少。我注意到，从二极管激光器转变为 CO_2 激光器后，婴儿的手术用时更短了，术后疼痛也更轻了。

　　我们还应区分系带切开术、系带切除术和系带矫正术三个概念。用剪刀或者手术刀在系带上切开一个小切口被认为是系带切开术；用剪刀、烧灼器或激光器移除或切除系带，更恰当的说法应是系带切除术，因为组织是通过切除、烧灼、消融和汽化来物理移除的。有些人可能会用"系带切除"一词来指代与系带切除术相关的东西，这两个术语通常可以互换使用，但是有时"系带"指较小的"系带"。最后，"系带矫正术"指的是一种手术，手术时将两个三角形部分旋转至呈"Z"形，然后进行缝合，也可以用剪刀或激光进行水平切割，然后进行垂直缝合。因为文献中对这一非常相似的过程有三个不同的术语，所以混淆操作名称也就不足为奇了。

手术前准备

在手术开始之前，医生需要检查和采集病史（见附录），并获得患者或家属的知情同意。知情同意意味着家长和医生之间已经就手术过程和所潜在的风险、收益以及替代治疗方案进行了讨论。当所有的信息被罗列出来，同时家长也希望进行手术时，他们就会签署手术同意书。

最大的风险是手术部位的中度出血。这种风险可以通过使用光源（比如头灯）和放大镜来最大化避免，此时手术视野更清晰。外科医生熟练的手术操作技巧也可以降低出血风险。手术松解得越宽、菱形创口越大，就更容易损伤口底的静脉，从而导致出血，因此风险也就更大。由于这个原因，菱形创口在允许舌获得充分松解的前提下，应该越窄越好。

> 菱形创口在允许舌获得充分松解的前提下，应该越窄越好。

手术后可能会出现并发症，比如再附着。这一现象将在下一节详细讨论，但所有的创口在愈合过程中都会收缩，必须通过锻炼或肌功能治疗来防止上、下部分的创口在愈合过程中相互粘连。如果锻炼的动作不够轻柔，也会引起不利影响（例如婴儿口腔厌恶）。尽管厌恶情绪很少见，但当任何东西，如奶瓶、乳头、手指或者奶嘴反复被放进婴儿嘴里时，就会导致婴儿产生口腔厌恶。出血、再附着和口腔厌恶等风险虽然都不常见，但预防措施不可少。

手术过程

对于婴儿和幼儿来说，特殊设备（如婴儿襁褓）、第二助手在手术过程中对限制患儿的活动是有意义的。患者、医生和助手都需要佩戴激光安全护目镜。专门的定位板和婴儿头部的凝胶头圈也可以帮助定位。

局部麻醉软膏是含有利多卡因和普鲁卡因的混合物，可以减轻手术过程中婴儿的不适，但也有一定的风险。有人主张不外用麻醉软膏，因为研究表明它对哭闹和疼痛的缓解几乎没有任何益处[44, 45]。不管是否使用麻醉软膏，婴儿在手术过程中都会哭闹，哭闹是婴儿的本能反应。手术方法应该由每个手术者根据具体情况来具体选择。蔗糖水也可以帮助患儿减轻疼痛，但常在足跟或包皮环切手术中使用，在系带矫正术中不常使用，因为母乳似乎也有同样的效果，而且蔗糖水还会引发其他的风险[46, 47]。20% 的苯甲卡因不能应用于 2 岁以下的儿童，因为其可能导致高铁血红蛋白血症。高铁血红蛋白血症是一种严重的疾病，可导致呼吸困难，嘴唇和皮肤呈现苍白色、灰色或蓝色，以及心率过快[48]。其他局部麻醉剂也可能引起这种反应，尽管这种情况非常罕见。如果在局部麻醉后出现上述症状，应立即呼叫急救服务。术前与术后的口腔手术区域照片有助于在患儿病历中创建手术过程的可视记录。

在进行手术时，家长们最好不要待在诊室内。激光治疗产生的强光可能会使父母的眼睛受损。另外，家长的紧张焦虑也可能导致医生在本应集中注意力关注孩子的时候，却需要分散注意力来关注他们。手术者需要把 100% 的注意力放在孩子身上，这个治疗过程很短，患儿与父母的分离也只有几分钟的时间。

手术唯一潜在的严重并发症是中度出血，但很少发生（在进行激光矫正时，每 100 例手术中有 1 例出血）。这个问题很容易解决，可以使用纱布压迫伤口，以确保伤口形成血凝块，或者使用上面论及的其他方法。如果大血管被切断，出血可能会更严重，所以医生必须做好止血准备并为更剧烈的出血情况制订治疗计划。让母亲离开治疗室的原因还有，理想情况下婴儿会在手术后立即吮奶，如果母亲在一旁观看，毫无疑问，她的压力会更大，肾上腺素和压力的增加会抑制母乳的分泌，这意味着当婴儿试图喝奶时，乳汁会减少。婴儿离开母亲的时间通常是 3 min 左右，患儿停止哭泣后几分钟内会想要吸吮乳汁以寻求安慰。对于蹒跚学步和大一点的孩子来说，如果他们愿意，有父母在场能够让他们的舌系带矫正手术变得更容易。关于儿童和成人系带松解手术的更多信息将在第 3 章第 5 节中详细讨论。

第 7 节　术后管理

如果我的手上切开了一个小伤口，它会在几周后愈合。同样的，如果我用激光（或其他方法）在舌或上唇切开一个特殊的伤口，若不把伤口撑开，伤口就会愈合在一起。婴儿的伤口愈合得更快，而且伤口会自然收缩。每个人伤口的愈合速度都不同，如果进行拉伸运动的话，舌的伤口愈合通常需要三周，唇通常只需要两周；在这之后，伤口下方的愈合仍在继续，但大部分伤口已经消失，很难确切地知道其所在之处。我们的目标是让伤口在边缘分离的情况下愈合，关闭切口则是次要意图。这意味着伤口将自行愈合，而不是在手术后立即用缝线闭合。伤口愈合的关键是要纵向愈合，而不是沿菱形切口尖端对位愈合，因为这样会导致舌头变短。Autumn R.Henning（MS, CCC-SLP, COM）喜欢这样说："我们想把窗帘拉上，但我们可不想把窗户关上。"获得最大的运动幅度和功能才是系带矫正手术的目标。

> 我们想把窗帘拉上，但我们可不想把窗户关上。

目前还没有关于最有效的伸展训练方案的研究，某些人所称的锻炼或术后伸展训练，其实指的都是同一件事，本质上是为了防止愈合粘连、保持区域分离，即防止"再附着"。足够的伸展训练能降低出现再附着的风险，同时我们要防止患儿对伸展训练产生反感，甚至口腔厌恶。我们要尊重患儿，要充分考虑患儿的需求并尽量让伸展训练更具趣味性。伸展训练要温和但也要有足够的压力，这种压力相当于在印台上使用油墨的压力。

对于伸展训练的时间长短、运动量以及每天的次数要求，存在很多不同的观点。虽然我不认为以下是最好或者唯一的方法，但它确实是关于系带矫正手术术后护理的共识：大多数医生建议每天进行 4~6 次训练，持续 2~6 周。一周的伸展训练（或者根本不进行伸展训练）在我看来意义不大，有可能导致再附着。一旦伤口闭合，伸展训练的疼痛就会减轻，但如果以玩笑的方式轻柔地进行，在术后 3~6 周，这些训练仍然可以帮助组织进行最大限度地活动。

训练的常规动作是抬起舌体，确保伤口有张力，使它看起来就像是一个小菱形，边缘没有粘连在一起。训练中使用头灯和手电筒是非常有用的，我也鼓励家长佩戴一次性医用手套。如果看不到伤口，就无法有效地拉伸。拉伸时最好不要直接用力在伤口上摩擦，这可能会引起感染，导致额外的疤痕组织形成。如果发生这种情况，菱形切口周围的组织会产生红色或者白色的斑点（说明它没有感染，只是发炎了）。在伤口上方以擀面杖式的方式轻轻滚动手指可能会有所帮助，且最好是在伤口开始愈合时操作，这样可以延长伤口的长度以便促进愈合。如果患儿稍大一些，可以让他们发出一些有趣的声音，或者挠他们的鼻子，分散他们的注意力，以免操作时引起他们的反感。

进行上唇伸展训练时，操作者可以向上提起孩子的上唇至鼻孔；不是只把上唇向外卷，而是要把手指全部陷进上唇内侧的褶皱（前庭沟）里，然后向外和向上提起。整个菱形切口都应该能被看到，舌也是一样的。站在孩子的后方，将两根食指放在孩子的舌腹部位，在菱形切口的顶部向上来回提起舌体。此时操作者的手指应该在菱形切口的顶端或者中间部分，而不是在伤口侧面，并且要完全暴露菱形切口，并使舌保持拉伸状态约 10 s。

口腔湿润时，伤口通常会呈现白色或者黄色，这是口腔内的纤维蛋白结痂造成的。这种情况不需要使用抗生素，因为这并非是伤口感染。我做过成千上万例这样的手术，没有一例出现感染。然而，在训练前洗手或戴医用手套仍然是很好的做法。我个人认为，家长们会发现戴着手套更容易帮孩子进行伸展训练，手指不会那么滑，而且手套很容易获得。

如果没有进行良好的拉伸训练或者家长看不到伤口，再附着可能较快就会发生。例如，孩子在手术后表现很好，母亲的哺乳疼痛也得到很大缓解，

> 如果症状复发，或者如果你怀疑伤口再附着时，应尽快到医生那里进行随访。

但手术后 7～10 天孩子的症状突然再次加剧和/或母亲哺乳再次变得困难，有可能是术后舌或唇处的伤口出现了再附着。通常是舌部伤口的再附着，因为它更难以被直视和触诊。如果症状复发，或者如果你怀疑伤口再附着时，那么应尽快到手术医生处进行随访。我们鼓励所有的患者在术后一周到手术医生处随访，便于医生检查伤口的愈合情况并提供更佳的护理方案。在这次随访中，如果唇或舌部的伤口出现

再附着，我们将对伤口进行更深度的扩张，通常只需 1 s，患儿会立即作出反馈：症状会再次消失，哺乳问题也会得到明显改善。我们还会再次向家长展示如何做伸展训练，并鼓励他们继续帮孩子做，告知他们伸展训练应更频繁，施加的力度应更大，以防止再附着。在大多数病例中，由于患者没有进行术后一周的随访，出现了再附着和症状复发（我们诊室的发生率约 1%），为此不得不再次手术。但我们不会再用激光进行手术，除非是在手术结束一两个月后症状又出现。

疼痛管理

系带矫正术造成的舌疼痛比唇疼痛更明显，因为哺乳期间（对大一点的孩子来说主要是咀嚼和说话时）舌比唇的活动更多。我用 CO_2 激光给患儿做了唇、舌系带的松解手术，唇系带矫正术后患儿没有服用任何止痛药，术中我也只是在患儿唇上涂了麻醉膏，手术过程中患儿也没有任何不适。对于 6 个月以下的婴儿来说，唯一的非处方止痛药是泰诺，使用剂量由体重决定。布洛芬是 6 个月以上婴儿的首选止痛药。我认为控制婴儿疼痛的好处远远大于用药带来的潜在风险，而且婴儿通常只需服用几天的止痛药。相反，他们如果感到不适，食欲将会减退甚至不进食。

通常，激光的能量会使手术区域麻木 $3 \sim 4$ h，因为它会清除手术区域的神经末梢。剪刀松解则不会有这种效果，因为它直接切断神经末梢，所以术后疼痛感通常更明显。一项关于儿童和成人在剪刀松解手术或激光松解手术术后疼痛对照研究表明，接受 CO_2 激光进行系带矫正术的人疼痛感更轻[49]。

顺势疗法超出了本书的内容范畴，如果你对这部分内容感兴趣，可以在网上或从你的医生处获得相关信息。蒙大拿山金车（arnica montana，一种菊科植物）和急救花精（Rescue Remedy）可以帮助安抚婴儿，但是这些只能在护理人员和医生的监督下

> 系带矫正术后安抚婴儿的方法有：使用止痛药、进行肌肤接触、播放舒缓的音乐、进行轻柔的按摩、洗热水澡和使用母乳冰片。

使用。其他方法还包括与宝宝进行肌肤接触、播放舒缓的音乐让宝宝放松、给泡在温水中的宝宝喂奶、调暗灯光、给宝宝轻轻地按摩；也可以使用母乳冰片，将冷冻的母乳掰成小块，让婴儿吮吸或者食用，以帮助受术区域降温（母乳冰片不能太大，不建议使用水制成的冰）。

术后会发生什么

手术后，大约有一半的父母在诊室时就会注意到母乳喂养（或奶瓶喂养）的衔接变深了，另外一半的父母很快也会注意到有所不同。有时，婴儿需要几天到几周的时间来重新学习如何吮吸，因为他们需要克服出生时就存在的肌肉记忆。胎儿从20周龄开始吞咽，所以即使婴儿只有几天大，也可能存在肌肉记忆或者肌肉代偿，因此必须重新训练。通常情况下，父母们会注意到术后哺乳疼痛减轻、婴儿吸取的乳汁量增加、母乳分泌增加（需求增加导致供应增加）、婴儿烦躁减少、婴儿腹部胀气减轻、婴儿反流或吐奶情况减少。有时父母可能会注意到在一段时间内婴儿流口水或吐奶增加，但通常情况下，一旦吮吸模式改变，这种情况就会消失。这些情况可能发生在不同时期的不同婴儿身上。婴儿的情绪和身体表现就像坐过山车，有起有伏。父母经常说伸展训练是整个康复过程中最困难的部分。与我们合作的一位哺乳顾问希望每天能有一次更好的喂养，换句话说，第一天有一次，第二天有两次，以此类推。另有人说，成功的康复是以周而不是以天来衡量的，下周总会比本周更好。有的患儿术后症状立即得到缓解，而有的患儿则需要更长的时间。如果母亲坚持帮患儿进行术后练习，并严格按照哺乳顾问和医生的要求做，那么通常在第三周患儿症状及母乳喂养情况会明显好转。但是，即使症状有好转，伤口在7到10天左右恢复，舌和唇仍存在再附着的可能，所以要定期术后随访。如果婴儿在吮吸乳汁时，妈妈的一侧乳头疼痛更重，或者一侧的衔接比另外一侧好，那就可能需要理疗师、脊椎指压师或颅-骶骨治疗师对婴儿肌肉或结缔组织的紧张度进行评估（见第5章第6、第7节）。

第 8 节　相关研究

舌系带过短矫正与哺乳困难

正如我们前面所提到的，有 500 多项科学研究涉及舌系带过短，还有超过 65000 名由舌系带过短宝宝的妈妈组成的社群。在被口腔医学课程及临床实践冷落了几十年后，舌系带过短重新受到人们的关注。本节考察了这一领域的一些最新研究，以此作为松解舌系带的证据支持。

案例研究是高于医生意见的最低等级的证据，其次是病例对照研究，然后是队列研究。作为黄金标准的随机对照试验（将受试者随机分为治疗组和对照组）比队列研究高一级。最后是系统的回顾性研究。回顾性研究将现有的研究组合成一个更大的样本进行统计，是最高等级的证据。迄今为止，关于舌系带过短的案例研究和随机对照试验有很多，但文献综述却很少。

大多数关于舌系带过短的研究都着眼于用剪刀进行的手术，几乎每一项研究都发现松解舌系带后对母乳喂养是有好处的。此外，大多数研究报告称这是一项低风险手术，具有良好的疗效，但仍需更多类似的研究。有一些来自高质量、声誉良好的同行评议杂志（如《儿科学》）的优秀文章应该得到我们这本书的读者们的尊重和关注。请大家暂时抛开固有认知，以开放的心态阅读这一节。

舌系带过短和哺乳困难之间有什么联系呢？舌活动受限时，婴儿不能正常抬起舌，导致哺乳衔接不良或含乳较浅。很多时候，人们认为如果婴儿能够伸舌，就不存在舌系带过短。通常情况下，婴儿在母亲怀里或者在汽车安全座椅上就已经被快速评估，但这些检查并不全面。伸舌不是关键，能否上抬舌才是婴儿吮乳、说话和摄食固体食物的关键。

Geddes 等人（2008 年）

Geddes 等人在《儿科学》杂志上发表的一项研究提到，超声波成像显示舌的上下运动会在口腔中形成一个真空，促使母乳从乳房里分泌出来[12]。这和以前普遍认为的舌是通过按摩和挤压乳房促进母乳分泌的观点形成鲜明对比[50]。当我们评估舌系带过短的婴儿时，经常在他们的唇部发现吸吮水疱或硬茧，这

舌系带过短的婴儿每次吮吸的奶量大约是正常婴儿的一半。

是因为他们过度使用唇和颊部的肌肉，试图像使用吸管一样吸出乳汁而造成的。他们在吮吸乳汁时，颊部会收缩形成真空（而正常情况下舌的上下移动会形成负压），这个动作对乳头产生了过度的压力，导致乳头变形（扁平或口红状乳头）、乳头受损以及停止母乳喂养。这项研究表明，要实现正确的吮乳，婴儿的舌中部需要抬起。在这项研究中，舌系带过短的婴儿在系带被松解后得到了更好的哺育，获得了更多的母乳，并且妈妈母乳喂养时的疼痛也减少了。作者说道，短的舌系带会导致无效的密封，95% 的妈妈也反馈在系带矫正术后（剪刀松解）哺乳疼痛消失了。在手术之前，婴儿在哺乳期间平均每分钟吮吸 5~6 mL 奶，手术后，他们平均每分钟吮吸 10.5 mL 奶。舌系带过短的婴儿每次吮吸的奶量大约是正常婴儿的一半，因此他们容易感到疲劳或吮乳持续过久。母亲们也经历了乳汁分泌增加，因为婴儿摄入了更多的奶（需求增加导致供应增加），6 位母亲的 240 h 泌奶量在 7 天内平均增加了 160 mL。这项发表在权威杂志上的研究，增加了舌系带矫正的证据基础，并且显示了舌系带矫正手术真实的、可衡量的益处，帮助我们了解婴儿是如何喝奶的。了解手术改善哺乳问题的原因，对于理解舌系带过短正确的检查过程以及如何手术至关重要。此外，Elad（2014 年）利用超声成像和 3D 建模证实了类似的研究结果[51]：婴儿在吸取母乳时产生的真空负压为 20~40 mmHg，因此婴儿不是靠啃咬乳头来获取母乳的。

Hogan 等人（2005 年）

Hogan 等人在 2005 年发表的一篇文章提到，在一家特定医院出生的所有婴儿（1886 名婴儿）中，有 201 名（10.7%）患有舌系带过短（只是前舌系带或者肉眼可见的舌系带过短）[16]。他们决定验证松解舌系带后是否会有所不同，他们随机选择了 57 名舌系带过短的婴儿，对其中一半的婴儿给予哺乳支持（对照组），另一半则用剪刀松解舌系带，松解手术组的平均年龄是 3 周。他们发现手术组的哺乳问题改善率为 96%，然而仅进行哺乳支持的对照组改善率仅为 3%。接下来，他们在 48

h 后对对照组婴儿进行了松解手术，其中 96% 的婴儿也得到了改善。总的来说，57 名舌系带过短的婴儿中有 54 名在手术后有所改善，这意味着 95% 的婴儿都有改善。作者提出，"没有必要在出生时松解所有婴儿的舌系带，但有必要意识到舌系带和喂养问题之间的关系，如果发现婴儿有症状就可以立即进行手术"。这句话指出了这样一个事实，许多婴儿存在明显的舌系带问题，但实际上被喂养得很好（至少在开始的时候）。尽管如此，母亲们还是应该意识到系带问题的存在，这样如果在未来出现哺乳衔接不好、哺乳疼痛或者母乳供应问题等，而不会感到困惑，她们就可以准确寻求帮助。当宝宝不能很好地进食时，妈妈们通常会责备自己，认为是因为自身乳头扁平或乳汁分泌不足所致，但实际上这是宝宝的口腔结构异常所致。

> 没有必要在出生时松解所有婴儿的舌系带，但有必要意识到舌系带和喂养问题之间的关系，如果发现婴儿有症状就可以立即进行手术。

相反，有时医生们责备婴儿说"他就是个懒鬼"或者"他的嘴太小"，从生存进化的角度来说，这两种说法都毫无意义。一方面，婴儿本能地需要并想要进食；另一方面，如果婴儿出现症状，那么舌系带过短就应该被尽快矫正，为母亲和孩子创造最好的喂养关系。这篇文章接着说"最重要的不是舌系带的长度，而是它引起的症状"，如果婴儿的上颌系带或者唇系带（几乎所有婴儿都有）没有引起功能障碍，那就不需要进行手术。当它们是有弹性的、不紧张的或厚实的时，它们就是正常的解剖学结构。然而，如果发现存在功能问题，为了母亲和孩子（也不要忘记可怜的爸爸），最好尽快解决它。在产后一周或后续的儿科医生或妇产科医生随访中，母乳喂养筛查问卷的使用有助于确定是否存在哺乳问题（婴儿问卷见附录）。

Hogan 的文章指出，尽管他们医院的许多医生都认同"舌系带过短不会导致喂养问题"的说法，但无论是医生的干预，还是哺乳顾问的干预（改变姿势或者保持姿势），都没有让婴儿的喂养情况得到改善。然而，在文章末尾，研究人员得出的结论是："通过简单、安全的手术消除了因舌系带导致的物理问题，喂养得到了改善。"以防这些证据说服力不足，我罗列了更多的随机对照试验。

Berry、Griffiths 和 Westcott（2012 年）

Berry、Griffiths 和 Westcott 在《母乳医学》杂志上发表了他们的双盲随机对照试验成果，该试验研究了舌系带及其对母乳喂养的影响[11]。他们选取了57 名不到 4 个月大的婴儿，对他们吮吸乳汁的能力进行了 2 min 的评估，采用了 LATCH 评分和产妇疼痛评分。试验中，治疗组婴儿用剪刀进行了系带矫正手术，对照组则假装这样做（一个"假"手术），在再次喂食之前不允许母亲查看婴儿的口腔，然后立即进行喂养疼痛评估。评估结束后，他们在同一天为对照组婴儿也进行了松解手术，因为在反复证明婴儿舌系带过短影响母乳喂养的情况下，拒绝对婴儿进行治疗是不道德的。试验结果显示，治疗组中有 78% 的母亲报告在松解舌系带后疼痛立即得到缓解。有趣的是 47% 的对照组（最初）病例也有所改善，因此可能存在安慰剂效应，但两组之间的统计学差异（P < 0.02）表明干预的有效性仍然显著。因此，安慰剂效应并不是母亲感受到差异的原因。在治疗组中，有 90% 的婴儿在术后第一天就有了改善，3 个月后 92% 的婴儿有了改善，所以这种情况是持续的。最终没有一位母亲报告喂养不良，所有的母亲都说她们的选择是正确的。这篇文章指出"母乳喂养有了真正的、立即的改善，这是一个持续的过程，而且似乎不是由于安慰剂效应引起的"。作者还表示，如果婴儿在两周大时就被诊断出舌系带过短并及时治疗是最好的。婴儿越小，他们在重新学习和克服胎儿期就存在的功能代偿反应方面就会做得越好。

> 进行系带矫正手术后母乳喂养有了真正的、立即的改善，这是一个持续的过程，而且似乎不是由于安慰剂效应引起的。

Buryk、Bloom 和 Shope（2011 年）

这是最后一项随机对照试验，由 Buryk、Bloom 和 Shope 于 2011 年发表在《儿科学》杂志上[10]。这是一项由手术组的 30 名婴儿和对照组的 28 名婴儿组成的双盲随机对照试验，试验中研究人员使用了测量疼痛和进行母乳喂养评分的可靠有效工具，如根据外观和功能评分的 Hazelbaker 舌系带功能评估工具（Hazelbaker Assessment Tool for Lingual Frenulum Function, HATLFF）、评估乳头疼痛

> 母亲的哺乳疼痛和婴儿的母乳喂养评分都有明显和立即的改善。

的麦吉尔疼痛问卷（Short-Form McGill Pain Questionnaire, SF-MPQ）以及婴儿母乳喂养评估工具（Infant Breastfeeding Assessment Tool, IBFAT）。所有这些评估工具都曾被研究过，并证明是有效和可靠的。他们发现，与对照组相比，手术组婴儿母亲的哺乳疼痛明显减轻（P < 0.01）。IBFAT 结果显示，手术组的哺乳问题明显更少，母亲对母乳喂养的满意度明显更高（P = 0.029）。在对照组中，除了一位家长外，所有的家长都要求在两周随访期间或之前进行系带矫正术，因而研究人员不能继续研究两组之间的差异。这篇文章指出：当对临床上存在明显舌系带过短的患者进行系带矫正术后，母亲的哺乳疼痛症状和婴儿的母乳喂养评分都有了明显和立即的改善。此外，文章还指出"手术快速、简单、无并发症"，并提出最佳手术时间是在婴儿出生后 2 到 6 天之间。通常情况下，手术越早，婴儿的系带限制症状改善得越明显且越快。因为他或她无须再对抗已经建立了数周或数月的肌肉模式和机体代偿反应。最后，文章指出，母亲哺乳疼痛和婴儿舌系带过短是早期停止母乳喂养的原因：有证据表明，婴儿舌系带过短会导致哺乳时衔接不良或者母亲哺乳疼痛，对新生儿进行系带矫正益处很大。这种说法无疑是正确的，因为如果每次婴儿进食时，母亲都伴随 10/10 疼痛，她们就不会继续坚持哺乳 6 周，更不用说坚持到婴儿 6 个月大或更大的时候。

许多母亲告诉我们，她们宁愿再次忍受无药分娩，也不愿意母乳喂养，因为哺乳带来的痛苦实际上比分娩更糟糕。如果宝宝不能很好地吮吸，并且出现呛奶、反流、体重增加缓慢等问题，而且似乎总是饥饿，母亲母乳分泌也不足，那么妈妈们就会放弃母乳喂养，改用配方奶和奶瓶喂养（尽管舌系带过短也会影响奶瓶喂养）。许多母亲在最初的咨询中告诉我们"你是我们最后的希望"。如果母亲哺乳疼痛和婴儿吮乳困难问题没有解决，母亲们就会停止哺乳，因为她们已经无计可施了。值得庆幸的是，几乎所有告诉我们"打算放弃"母乳喂养的母亲都看到了舌系带矫正的好处，并在得到足够的帮助后，挽救了母乳喂养关系。美国儿科学会（American Academy of Pediatrics, AAP）和其他组织提倡母乳喂养至少 6 个月 [8]，我们意识到，如果要推动这一目标，就必须给予母亲们支持和帮助。

后舌系带过短与哺乳问题

2004 年，Betty Coryllos 和 Cathy Watson Genna 首次报道了后舌系带过短[24]，所以从医学角度来说，"后舌系带过短"的概念是相对较新的。这个想法很有道理，因为多年来人们已经发现有些婴儿虽然有舌系带过短的症状，但没有明显的系带标志。

Chu 和 Bloom（2009 年）

Chu 和 Bloom 在 2009 年的一份病例报告[52]中描述了一种"罕见的"后舌系带过短。它是罕见的还是没有得到正确的诊断？作者表示，该病例中患儿的系带被黏膜层所覆盖，这意味着如果不牵拉组

> 舌系带矫正术是一种安全、有效、快速的治疗方法，可以立即缓解症状，促进母乳喂养，并增强母婴之间的联系。

织进行检查，那么后舌系带过短很可能就不会被发现。他们让 4 周大的婴儿在全身麻醉下（他们现在知道，这并不合理）进行系带矫正。手术中，他们使用止血钳夹紧系带，用剪刀剪了两次后得到一个菱形创口，然后缝合了 4 针。他们注意到，术后母亲的哺乳疼痛立刻得到了缓解，哺乳衔接也变好了。他们称这是一种"安全、有效、快速的治疗方法，可以立即缓解症状，促进母乳喂养，并增强母婴之间的联系"[52]。这项研究发表在《国际儿科耳鼻咽喉学杂志》上，有助于反驳那些否认后舌系带过短存在的人。我们每天在诊室都能看到这种情况，当我们松解后舌系带后，母亲和婴儿的症状显著改善。如果医生知道如何正确诊断和治疗舌系带过短，那么进行舌系带矫正手术对患者的家庭来说是一种有效的治疗方法。当手术者仅仅松解舌系带的前部时，他们实际上把前舌系带过短变成了后舌系带过短，就像前面所提到的那样，哺乳困难仍然存在，宝宝仍然不能很好地吮吸乳汁。只有当后舌系带得到充分的松解后，哺乳衔接才会立即改善，母亲的症状才会明显缓解。

O'Callahan、Macary 和 Clementine（2013 年）

O'Callahan、Macary 和 Clementine 的一项研究展示了 299 名婴儿进行舌系带和唇系带矫正手术所带来的好处[13]。在这项研究中，儿科医生 O'Callahan 建议行手术治疗的婴儿中大多数（85%）都具有后舌系带过短，且哺乳衔接和哺乳疼痛问题

在手术后均得到显著改善（P < 0.01）。O'Callahan 医生使用剪刀做手术，获得了一个平坦的菱形切口，他建议患儿进行 5 天的伸展训练，伸展训练的时间至少要两周。这也是仅有的几个提到伸展训练的研究之一。94% 的患儿母亲告知研究人员婴儿术后没有出现并发症或不良反应；93% 的患儿母亲告知研究人员对她们自己和婴儿来说，值得忍受身体和心理上的不适进行手术。研究人员提到，哺乳衔接不良和哺乳疼痛问题通常在手术后一周左右可以得到解决，有时更长，这因人而异。他们还提到，有后舌系带过短的婴儿比有前舌系带过短的婴儿更有可能存在唇系带问题。我们的临床实践与这些结论相呼应，几乎所有存在后舌系带过短问题的婴儿都伴有唇系带过短。

Ghaheri 等人（2017 年）

另外一篇讨论后舌系带过短矫正及其对哺乳的积极影响的文章是《解除舌系带和唇系带过短后的母乳喂养改善：前瞻性队列研究》[14]，作者是 Ghaheri 等人（2017 年）。它是目前研究舌系带过短的文献中很有指导性的文章，因为它针对性地介绍了婴儿的后舌系带过短、唇系带过短和反流，并且是唯一使用口腔医学激光进行手术的研究。Ghaheri 博士是一名耳鼻喉科医生，他在舌系带专业领域很有名，帮助过无数婴儿解决过吮乳困难问题。这项研究考察了母乳分泌效率、母亲的自信心、疼痛评分和婴儿反流症状减少等因素。他们发现，后舌系带过短的婴儿在手术松解后上述症状都有所改善，与前舌（舌尖或者接近舌尖）系带过短婴儿手术后的表现一样。在所有经过验证的评分上（这意味着它们已经在其他研究中被证实是真实的和可测量的），婴儿们有了显著的改善：反流症状得到了缓解，评分从 16.5 到 13.3 再到 11.6，表明反流的症状（包括吐奶）减轻或消失。手术后母亲的自信心得分高于 50 分的关键得分，因为如果得分低于 50 母亲可能会停止哺乳，而超过 50 她们可能会继续哺乳，结果显示该项评分从手术前的 43.9 上升到了术后一个月的 56.5，这意味着在手术前，这些妈妈可能会停止母乳喂养，但手术后，她们觉得可以继续母乳喂养。

我们每周都可以在诊室听到这样的言论："我已经找过两个医生，他们都说没有问题，但我再也不能忍受哺乳疼痛了，我打算放弃母乳喂养"。根据 Ghaheri 等

人的研究，系带矫正术帮助了这些母亲，让她们可
以继续母乳喂养，给了她们缓解疼痛和症状的希望。
在这项研究中，母亲的疼痛分级从术前的 4.6/10 减

妈妈们经常说："我再也
不能忍受哺乳疼痛了，我打算
放弃母乳喂养。"

少到一周后的 2.2/10，一个月后疼痛几乎完全消失，平均为 1.5/10。这篇文章是对
既往文献的一个伟大补充，因为 Ghaheri 博士和他的团队使用了目前世界各地专家
首选的方法（牙科激光），并实现了全面松解（唇系带、舌系带过短），缓解了这些
母亲和婴儿的痛苦。既往许多其他文献都使用了简单的"剪切"或"剪开"，几个
世纪以来都是这样做的。然而，Ghaheri 博士提供了一个更现代的方式，完全释放
结缔组织和黏膜回到颏舌肌，留下一个菱形创口，并去除整个系带前部和后部；他
还建议患儿连续几周每天做 4 到 6 次的伸展训练。

Pransky、Lago 和 Hong（2015 年）

　　Pransky、Lago 和 Hong（2015）在耳鼻喉科专科诊所工作时进行了一项回顾性
研究，他们报告说看到了大量的后舌系带过短，并假设舌系带过短（包括后舌系
带）的真实发生率可能比目前报道的高[26]。这篇文章是有帮助的，因为它详细说
明了有多少婴儿存在前舌系带过短、后舌系带过短，以及与每种变异或单独相关的
唇系带过短组合，结果显示，78% 的母亲反馈治疗后母乳喂养问题得到改善，61%
的母亲反馈改善是显著的。值得注意的是，91% 的后舌系带过短患者（120 名婴
儿）也有症状改善的表现。只考虑上唇系带过短，则 79% 的患者症状得到了改善，
同时患有前舌系带和唇系带过短的婴儿的症状改善率为 91%；患有后舌系带过短和
唇系带过短的婴儿症状改善率为 85%。文章指出，21% 的新生儿没有口腔异常，
这表明"新生儿母乳喂养困难可能是多种原因导致的"。

Ghaheri、Cole 和 Mace（2018 年）

　　最近发表的关于系带问题的研究（撰写本文时）来自于 Ghaheri、Cole 和 Mace
（2018 年）。该研究描述了之前有不完全松解手术史和持续母乳喂养问题的婴儿是
如何从完全激光矫正手术中获益的[15]。研究中使用了三种测量方法，即之前讲述
过的母乳喂养自我效能评分（the breastfeeding self-efficacy score）、GERD 问卷和母

乳喂养期间疼痛的视觉模拟评分（visual analog scale of pain during breastfeeding），所有的参与者在术后一周和一个月都看到了母乳喂养问题的改善：母乳喂养评分从基线的 45.1 分上升到术后一周时的 52.1 分和术后一个月时的 56.9 分，这表明母亲们认为她们可以成功地继续哺乳，因为得分低于 50 意味着可能要停止母乳喂养；术后一周的胃食管反流症状（GRED）评分由 15.7 分减轻至 11.9 分，术后一个月减轻至 10.4 分；母亲的哺乳疼痛从最初的 4.8/10 下降到术后一周的 2.2/10，一个月后又下降到 1.6/10，这表明哺乳时衔接更好，母亲的疼痛更少。在这篇文章中，研究人员还描述了我们也提倡的手术技术："去除残留的系带中线组织，然后通过与组织齐平的相邻层向双侧延伸形成一个中央菱形切口"。如前所述，这种形状是通过切开三角形系带自然形成的，表明完全松解。重要的是，他们指出，"有系带切开手术史的儿童，如果症状没有改善，可能舌下仍存在限制，仍然需要时刻关注"。这种说法也适用于年长的儿童和成年人。不幸的是，不彻底的矫正手术是常见的，这项研究为既往经历过不彻底松解手术的患者再次进行系带矫正术增加了证据基础，证实了手术可以改善母乳喂养质量、延长母乳喂养时间。

> 系带切开术后如果症状没有改善，患儿可能舌下仍有限制，仍然需要时刻关注。

正如 Ghaheri 在 2017 年的研究中所论述的，反流是婴儿存在的常见问题，通常使用组胺阻滞剂（如雷尼替丁）或质子泵抑制剂（如奥美拉唑、兰索拉唑或埃索美拉唑）治疗，但质子泵抑制剂并没有被 FDA 批准用于婴儿。在许多情况下，当有舌系带过短的婴儿显示出反流的迹象时，在没有调查出反流症状原因的前提下，他们即被给予 PPI 药物、（缓解腹痛的）止痛水或西甲硅氧烷。我们的一个女儿就出现过这种状况——在母乳喂养或奶瓶喂养时吐出大量的奶，我和妻子有成堆的衣服要洗，要想尽一切办法让她把奶吞咽下去，但我们却被告知这种反流是"不重要的问题"。即使服用了雷尼替丁、止痛水或西甲硅氧烷，并且从不平躺（即使是在睡觉时），她仍然感到痛苦，而且似乎没有什么改善。她曾被奶水呛到，甚至脸色发青，这让我们作为父母第一次感到害怕。

Sigel（2016）

对于这些存在母乳喂养或奶瓶喂养以及舌系带问题的婴儿来说，存在潜在问题的一个主要表现是，当他们吃东西时，由于乳房或奶瓶密封不良而产生咔哒声或啪嗒声。然而，婴儿也可能在没有咔哒声或啪嗒声的情况下吞咽空气。在许多时候，简单地改用奶瓶或配方奶粉并不能解决舌系带过短婴儿家庭所经历的问题。Sigel（2016 年）发表了一篇名为《舌系带、上颌唇系带过短婴儿的吞气症相关反流》的文章[23]，文章中讨论了吞气（食气）现象，这种现象可以在婴儿进食时进行观察，并根据进食后出现的绞痛样症状以及胃胀（X 片可见胃泡扩大）等进行诊断。吞气症和咔哒声通常在系带矫正术后消失，有时是术后立即消失，有时则需要几周。有时仅仅需要松解舌系带就能改善症状，但通常需要矫正过短的舌系带和唇系带（如果存在）后才能看到完全的症状改善。在 Sigel 医生的实践中，接受反流症状治疗的 1000 名婴儿中有 526 名（52.6%）反流症状得到改善，并能够停药或者减少用药；有 191 名（19.1%）婴儿的易激惹症有所改善，但仍需药物治疗；有 283 名（28.3%）婴儿症状没有好转，因此可能存在其他导致反流的原因。是不是每一个服用雷尼替丁或者埃索美拉唑的孩子都有舌系带过短？这不一定，但医生首先应该考虑将舌系带过短与反流进行鉴别诊断，特别是在存在其他系带过短的症状和吮乳困难的情况下。对于存在如咔哒声、乳头衔接不良、乳头密封不良、经常吐奶、进食后烦躁或者过量排气等症状的婴儿，尽管其父母通常被告知"正常"，初级保健人员也应该对这些婴儿的舌系带做评估和病史采集。

最后，目前还没有单纯矫正唇系带过短及其对母乳喂养影响的相关随机对照试验，就像舌系带过短一样。在这篇文章里，有一组婴儿（14 名）只接受了唇系带松解手术，其中 78% 的婴儿症状得到了改善[26]。在诊室里，我们亲眼见到唇系带过短是如何影响哺乳的，许多医疗人员也认识到了这一点。唇系带形态和特征的多样性、舌和唇之间复杂的相互作用以及唇系带过短多伴随舌系带过短存在的特点，使我们无法梳理出唇系带过短的变量以进行单独的唇系带研究。然而，在 1999 年前后发表的几篇文章中，有专门关于母乳喂养的文献对此进行了研究[19]。2004 年，Kotlow 报道了受限制的上颌唇系带是如何干扰和影响婴儿哺乳衔接和吮乳的[17]。2010 年，Kotlow 报道了上颌唇系带或者唇系带过短导致上颌前牙龋坏的过程，这主要是因为刷牙困难和上颌牙齿周围的奶潴留导致的[53]。

如前所述，当我们单纯矫正舌系带过短时，婴儿仍然存在吮乳困难，当我们随后进一步松解唇系带后，他们的母乳喂养情况得到了改善，哺乳衔接更深，密封性更好、更牢固，咔哒声也减少了，反流和吐奶更少了，摄奶量增加了。因此，如果在矫正舌系带过短后仍然存在哺乳问题，请留意唇系带，如果有需要，请进行治疗，这可能就是被漏掉的重要细节。

（谭雪梅　译）

第3章 舌系带过短与进食

每当提到食物，大家脑海里都会浮现出很多画面，产生很多回忆和情感，比如感恩节火鸡、圣诞节火腿、新年猪肉、卷心菜和黑眼豆。食物是我们最好的朋友，也是我们最大的敌人。我们喜欢某些食物，而讨厌其他的食物。我们总是认为喂食和自我进食是理所当然的，但吃得太多或太少都不太好。

对于孩子来说，与食物有关的斗争可能会改变他们的一生。当孩子吃得过多或过少时，我们常常会自责或责怪孩子。作为新生婴儿的父母，最重要的就是保证孩子的健康和安全，而影响孩子健康的重要原因就是他们不能吃东西。对于许多婴儿、学步儿童和青少年来说，舌系带过短可能会造成喂养或进食困难。舌系带矫正术辅以喂养治疗师的指导可以有效帮助父母喂养孩子，让父母和孩子重新享受食物和获得正常的进餐时间。

本章详细讨论了流质、半流质和固体食物喂养，以及从治疗师的角度论述舌系带过短评估和治疗是什么样的。最后，我们罗列了一些舌系带矫正术案例（均来自于我们诊室）。

人类对食物的欲望凌驾于任何其他欲望之上！

——George Bernard Shaw

第1节　进食概要

　　进食是我们身体所承担的最复杂的任务之一，有 6 对脑神经和 26 块肌肉参与这项活动，其中有 8 对肌肉直接连接舌或其起止点在舌上。因此可以想象，对于一个舌系带过短的孩子来说，吞咽或活动舌是多么的困难。

　　吞咽过程是依靠肌肉和神经反射的协调来完成的，大致分四个阶段。第一阶段是口腔准备阶段，闭口后，舌、颊和下颌开始以旋转（环形）的方式咀嚼，使食物成团状。加入液体后，食物团被舌压向硬腭，这样就不会流向两侧颊部。软腭向下靠近舌，关闭喉咙，这样就不会有食物过早被吞下。第二阶段，舌从前到后以波浪式的运动，推动食物进入喉咙，大约需要 1 ~ 1.5 s。一旦食物进入口腔后部，就会引发吞咽反射。第三阶段，食物在咽喉部停留大约 1 s，软腭中的肌肉上抬以关闭鼻腔，咽喉接受食物团，同时舌收缩并产生压力迫使食物向下移动。同时，舌骨向上抬起，呼吸道移开，会厌关闭气管，这样食物就不会进入呼吸道。这种呼吸道保护发生在三个层面：声带、假声带和会厌底部。第四阶段，食物沿食管下行约 8 ~ 20 s，随着肌肉放松和收缩形成波浪式运动（称为蠕动），最终进入胃中。上食管括约肌和下食管括约肌组成的阀门允许食物进入食管，再进入胃。

　　因此，进食的过程是复杂的，要想保证有效且安全的进食，需要大量肌肉和神经反射的及时协调。因为这个过程是从舌开始的，所以可以想象舌系带对进食的影响有多大，不管是液体还是固体食物。成熟的吞咽模式并不是一出生就有，婴儿出生时的神经反射弧较简单，成熟的吞咽需要通过后天的进食学习。从出生到三岁，婴儿的口腔功能日渐完善，最终会形成成熟的咀嚼、吞咽模式，这期间任何环节出现纰漏都会极大地影响口腔肌肉的发育，进而影响成熟吞咽模式的建立。

　　我们有许多宝贵的资源可以提供给读者。如果我试图概述每一块肌肉、所有的反射和运动模式以及进食进程，大部分读者可能会感到枯燥而看不下去，所以如果你是一个专业人士（哺乳顾问、语言病理学家、职业治疗师、儿科医生或进食训练和类似技能训练的治疗师）或家长，我建议你可以看以下这些更专业的书：

» 《从来没人告诉过我或我的妈妈!》（Diane Bahr, MS, CCC-SLP, CIMI）

» 《正确喂养您的宝宝和蹒跚学步的孩子：早期饮食技能有助于最佳发展》
（Diane Bahr, MS, CCC-SLP, CIMI）

» 《培养一个健康快乐的饮食者：让孩子走上冒险饮食之路的阶段性指南》
（Melanie Potock, MA, CCC-SLP; Nimali Fernando, MD, MPH）

» 《婴儿的自我喂养：引入果泥和固体食物以创造终身健康饮食习惯的解决方
案》（Melanie Potock, MA, CCC-SLP; Nancy Ripton）

» 《喂养前技能: 进餐时间发展的综合资源》（Suzanne Evans Morris, PhD, CCC-
SLP; Marsha Dunn Klein, M. ED）

» 《支持母乳喂养婴儿的吸吮技能》（Catherine Watson-Genna, BS, IBCLC）

» 进食问题在线资源: http://www.feedingmatters.org

正如语言病理学家、喂养专家 Dana Hearnsberger 所描述的，进食的发展始于口
腔的中心。利用近端-远端（内部→外部）理论，她的图解极好地解释了舌在运动
和整合方面的进化 [54]，也解释了我们是如何从进食流食（如牛奶或配方奶）过渡到
日常餐桌上的食物的。

婴儿出生后 1~2 个月，其吮吸模式是二维的，即舌部均匀地从前往后运动
（50% 前部，50% 后部），具体方式是：舌体向前运动，舌头超出下前牙龈，包裹
乳头，然后用力将舌向后运动至硬腭与软腭交界处，原理是：利用舌体后三分之一
的部分下移，形成一个真空空间，从而产生负压，吸出奶液。颊脂垫（在妊娠的最
后一个月形成）是位于两侧颊部内侧的脂肪垫，有助于保持舌在中线的稳定，防止
液体进入两侧颊部，并限制口腔空间，使其更容易产生负压来吸取奶液。Dr. Hazel-
baker 将这种模式描述为 "从身体中心到手臂末端，像章鱼足一样不受束缚的波浪
式运动" [55]。如果受到任何限制或中断，章鱼就不能像现在这样在海里游动了。

进食能否像其他运动技能一样遵循可预测的身体技能发展过程？是的！

进食从口腔中心开始。进食所需的口腔运动是从舌和腭的中线开始发展的，

然后向舌外侧近端进展，最终到达牙龈、牙齿。

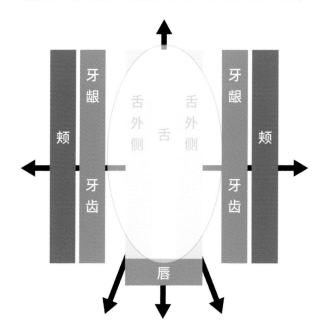

© 2017 Eat-Drink-Be Nourished: Development and Disorder in Pediatric Feeding

Dana Hearnsberger, MS, CCC-SLP

　　在婴儿大约 3 到 4 个月大的时候，这种二维吮吸反射开始减弱，婴儿出现了一种不同的吮吸模式——三维吮吸模式。在这段时间里，婴儿的颊部肌肉力量日渐增强，吸吮垫变小，口腔空间变大。这些变化导致舌有更多的活动空间，可行使更多的功能。婴儿在更早期口腔比现在小得多的时候，是通过舌的前后运动和舌体后三分之一部分的向下运动产生的真空来吸奶，现在这个过程变得更加复杂。当舌侧缘和前三分之一的舌向上腭抬起，封闭并压迫乳头时，三维吮吸模式就出现了。舌、下颌和唇开始独立运动，同时又精确地相互协调，以促进正压和负压产生，从而吸取乳汁。当舌尖和舌缘抬高到上腭时，下颌抬高，口唇封闭乳头周围时，正压就建立起来了。当下颌向下运动，面颊收缩，软腭上升，舌从硬腭压低时，就会产生负压。因此，在母乳喂养或奶瓶喂养中，有很多肌肉和动作需要协调。

　　可以说，4 至 6 个月龄婴儿喂养发育最重要的变化是口腔结构强度的增加以及这些结构的分化（独立运动）。在这个成长阶段，宝宝学会了在保持下颌、颊和唇稳定的同时移动舌。这项技能对未来的进食和发音至关重要。有的婴儿在这个时期

开始萌牙，婴儿有了更多的口腔应用经验，可以为进食泥状食物及软饼干做准备，甚至可以开始进行开放式杯饮（在帮助下）。

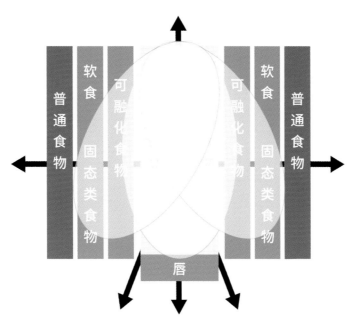

© 2017 Eat-Drink-Be Nourished: Development and Disorder in Pediatric Feeding
Dana Hearnsberger, MS, CCC-SLP

　　6 至 12 个月大的婴儿会经历新的尝试，如喝果泥、使用吸管/开杯、食用固体食物。呕吐反射已经转移到舌后三分之一处，横舌反射（侧向运动）开始发展。当触摸到舌侧方或牙龈的两侧时，横舌反射激活。这种反射对咀嚼时食物在牙龈或牙齿表面的移动至关重要。吮吸或吸吮模式主要用于浓汤和液体的摄入（上下颌运动）。对角咀嚼发生在将软固体食物侧放入口中时。

　　随着时间的推移、进食经验的增加，婴儿的二维吮吸或三维吮吸模式、横向舌反射和上下咀嚼模式减弱，在婴儿 12 到 18 个月大时，更成熟的吞咽模式出现。成熟的吞咽模式开始于舌尖到前牙牙槽嵴（前牙后面的突起）。在这个阶段，孩子可以轻松地咬住软饼干，较熟练地应用对角旋转咀嚼方式（下颌沿对角线方向向侧面移动，再回到中心），并且能越来越精确地向侧方移动舌。两岁时，孩子应该开始使用成熟的咀嚼方式，即旋转式（循环式）咀嚼。这种咀嚼方式是成年人使用（或应该使用）的方式，发生在下颌，呈圆周运动，用于舌不断地将食物放回牙齿表面进行研磨咀嚼时。

　　婴儿可能比上面提到的时间稍早或稍晚掌握或发展这些技能，而且进食技能的发展（像其他技能的发展一样）也是连续的。如果孩子忽略了这些进食技能发展里程碑中的某一个环节，必然会对未来口腔结构、口腔模式的发育和发展产生不利影响。

食物质感与口腔进食技能的发展

随着早期口腔进食技能的发展和侧方咀嚼的建立，儿童开始从泥状食物和可融化食物过渡到更有质感的食物。随着咀嚼技能从上-下颌咀嚼模式发展到更高级的对角线旋转咀嚼模式，孩子们开始过渡到常规质地的食物。

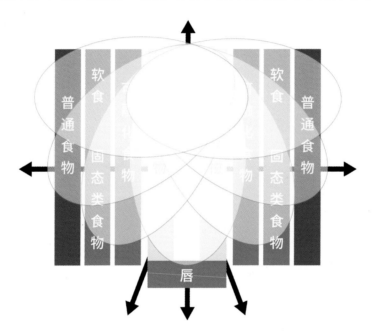

© 2017 Eat-Drink-Be Nourished: Development and Disorder in Pediatric Feeding

Dana Hearnsberger, MS, CCC-SLP

（Megan Musso, MA, CCC-SLP）

第 2 节　流食的摄食 (奶瓶、杯子和吸管)

我们听说过很多关于舌系带过短对母乳喂养的影响，那舌系带过短对奶瓶喂养的影响呢？奶瓶喂养需要使用许多相同的肌肉，但肌肉的运动方式不同。正如前面所讨论的，口腔封闭、口腔控制以及吮吸-吞咽-呼吸都是奶瓶喂养所必需的。与母乳喂养相比，奶瓶喂养的婴儿必须使用更多的颊部和唇部运动，吸吮动作较少，吸吮间歇期间较短。母乳喂养的婴儿除了要挤压乳头之外，还必须制造一个口腔真空来吸取乳汁，而奶瓶喂养的婴儿仅仅需挤压奶嘴即可吸取乳汁。

对舌系带过短的婴儿来说，有时候奶瓶喂养比母乳喂养更容易。这是因为奶瓶的奶嘴可以直达口腔后部，婴儿不需要像母乳喂养一样，通过舌后部的提起或放下来牵拉乳头。此外，因为奶瓶的奶是顺畅充足的，而母乳喂养时的奶量相对较少，婴儿往往需要"等待和吸吮"才能得到充足的奶。然而，对于另一些舌系带过短的婴儿来说，母乳喂养可能更容易，因为存在供应过剩的情况，婴儿能够被动地快速吸取母乳，而奶瓶喂养显得更困难。

儿科医生或其他母婴护理相关人员会建议舌系带过短婴儿的父母使用奶瓶喂养而不是建议手术治疗。这个办法除了让母亲更轻松以外并不能解决根本问题。奶瓶喂养的婴儿会出现许多与母乳喂养的婴儿相同的问题和症状，如口唇上有可见的标记，包括硬茧、疱疹甚至双色（外唇颜色较深，内唇颜色较浅）。这些症状产生的原因为婴儿需要用唇而不是用舌来稳定和压迫乳头，而反复的摩擦会导致嘴唇颜色改变，甚至会产生硬茧或水泡。通常情况下，由于上述原因或者由于唇系带的限制，宝宝在使用奶瓶的时候会出现下唇包裹住上唇的情况，因为不这样做就不能形成有效的封闭。

> 除了方便母亲，奶瓶喂养不能解决舌系带过短引起的问题。

舌运动不良和舌系带过短的婴儿通常会出现舌部假白斑或"牛奶舌"，并常常被误诊为鹅口疮。如果舌不能固定在乳头上，并且由于受限而向下方牵拉，那么婴儿吮乳时就会出现咔哒声。这种现象也会导致婴儿吸入的气体增多，唾液分泌增加，正如前面章节所讨论的。

舌系带过短还可能导致舌沟发育不良和整体协调性差。控制力弱和封闭性差通常表现为呛咳、乳头滑进滑出和液体从嘴角漏出（婴儿可能在一次喂食中浸湿多个围兜）。忧心的父母经常购买他们能找到的每一种奶瓶，希望能让孩子进食，但昂贵的花销常让父母感到烦恼。

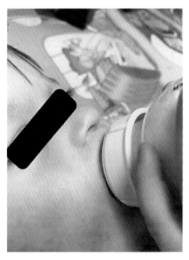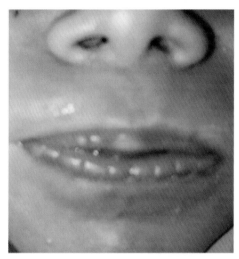

上唇无唇峰存在唇茧、压迫性疱疹和双色唇

如果舌的运动缺乏足够的覆盖面，婴儿在很长一段时间都需要奶瓶喂养。舌系带过短婴儿的父母在评估中常说，婴儿喝完一瓶奶可能需要 40 min 或更长时间。虽然有效的喂养次数（时间）取决于婴儿的年龄和摄取的奶量，但由于进食需花费更多的时间和精力，这些婴儿消耗的能量往往比他们摄入的能量要多。这可能会导致婴儿体重增长缓慢或发育不良。婴儿进食真是件很麻烦的事。

> 婴儿进食真是件很麻烦的事。

这种糟糕的进食体验若持续下去，不仅会让婴儿讨厌口腔进食，还会影响其口腔发育。如果婴儿每次进食都感到恶心或不安（呕吐、咳嗽、塞牙、胀气等），就会对进食产生不好的印象，从而越来越讨厌进食。当然，这也会直接影响到父母或其他喂养者。你可以想象一下，如果婴儿一直咳嗽和哭闹，导致妈妈不敢喂食，她将是多么焦虑及忧心！

为了获取必需的营养，一些舌系带过短的婴儿会采取错误的进食或吮吸方法。如用下颌或脸颊压迫乳头辅助进食，但这些方式不仅没有用，反而会产生不良影响，致使口腔面部肌肉发育不良。精准进食、更换奶瓶类型或奶嘴（形状/流量）、调节进食频率和提高感知能力等方法则有助于奶瓶喂养婴儿（无论舌系带是否正常）。然而，对于舌系带过短的婴儿而言，这些方法都只是暂时有效。如果在进食早期阶段没有解决舌系带过短的问题，那么将来婴儿在进食固态食物方面也会出现问题，同时婴儿的语言能力和呼吸功能也会受到影响。

使用杯子和吸管进食

　　婴儿通常在 6 到 9 个月时开始使用开口杯，但具体时间取决于他们口腔肌肉的发育情况。婴儿通常在 9 个月时便可使用吸管进食，一些婴儿早至 7 个月时就掌握了这项技能。与进食固态食物类似，婴儿也存在一段学习吸管进食的时期。在此期间，发育中的婴儿开始自发地运用他们的舌、下颌和唇。奶瓶喂养和母乳喂养时，婴儿通常会试着吮吸或者前后运动舌，此刻才是真正的吮吸。这种成熟的食物吞咽过程需要将舌尖抬升到上颌牙槽嵴，一般在婴儿 6 至 12 个月时开始。使用杯子和吸管进食时需要运用到更多的唇部运动，还需要注意保持杯子和吸管在下唇的中部位置。如果婴儿打开杯子喝水时头向后仰，这将会暴露气管，导致呛水。用舌去稳定吸管或杯子，也是不恰当且不成熟的吮吸方法。

　　舌系带过短的婴儿无法将舌尖抬高到上颌牙槽嵴，更不能充分使用唇部肌肉，这些都不利于其使用开口杯或者吸管杯。此外，舌、下颌和唇的功能缺陷对此也有影响。同时，由于舌系带过短，婴儿也无法自主活动舌，他们通常是借助下颌的上下运动来使用杯子和吸管。

　　父母经常会买一些适合婴儿的奶瓶，一般是鸭嘴杯（与吸管杯不同）。鸭嘴杯的设计可以避免奶瓶里的液体洒出，这种设计完全没有考虑到口腔发育的特点，只是因为品牌效应和液体不易溢出的便利性，而使其很快成为父母们的首选。但是，用鸭嘴杯进食时婴儿并没有采用成熟的吞咽姿势，反而还是继续使用不成熟的吮吸（从前到后）模式。当鸭嘴杯的杯口停留在舌的前部时，可以阻止舌抬高到牙槽嵴，因此这种杯子非常适合舌系带过短的婴儿。可以这么说，鸭嘴杯对舌系带过短的婴儿而言是另一种暂时性的治疗方式。但鸭嘴杯不利于婴儿口腔面部功

鸭嘴杯不利于婴儿口腔面部功能的发育，阻碍了舌前伸，造成了开𬭚和张口呼吸。

能的发育，阻碍了舌前伸，造成了开殆和张口呼吸。

评估此类人群时要考虑的注意事项

> 奶瓶喂养时上唇内收

> 奶瓶喂养时有咔哒声

> 喂奶时间延长（超过 30 min）

> 奶瓶喂养时睡着

> 乳汁从口角两侧流出

> 假性白斑（乳舌）

> 唇茧，或压迫性疱疹，或双色唇

> 下颌过度偏移或颊部凹陷

> 过度打嗝、胀气或有反流症状

> 有不良的母乳喂养历史

> 无法含住奶嘴，或只能使用扁平奶嘴

> 易造成奶嘴塌陷

> 用开口杯或吸管杯喝稀薄液体时易造成咳嗽

病例分析

最近，我们对一个 15 月龄的宝宝做了测试，他同时患有耳部感染、张口呼吸、流口水、鼻塞、睡眠不安、呛奶（水、果汁）等症状。他在吮乳方面做得很差，母亲一直都是用最小号的奶嘴（最小的奶流量）喂奶。整个喂养期间，尽管母亲曾多次尝试使用大一号的奶嘴，但宝宝每次都会发生呛咳。借助壶嘴杯（奶嘴很长，可覆盖在舌尖上），宝宝可以喝少量的奶，而使用吸管杯和开口杯喝奶就会呛咳。在诊断出舌系带过短和舌系带过短引发的口腔功能障碍后，这位宝宝在当地医疗机构做了舌系带矫正术。一周后，他的鼻塞和张口呼吸症状没有了，可以睡一整夜，而且睡得很香。他现在也不会因为使用吸管杯和开口杯而呛咳了。父母在了解到壶嘴杯的缺陷后，也没有让他再用过。那么这位宝宝为什么可以正常使用吸管杯和开口杯了呢？因为现在他的舌能够抬高到上牙槽嵴，他能正确应用成熟的吞咽模式了。

　　对于这个成功案例，有一点需要注意：按理来说，孩子手术后无需太多的后续治疗，但总有例外。后续治疗可以帮助这些孩子适应当前舌和口腔的正常功能，而有些孩子很快就能适应（这取决于症状的严重程度和年龄大小）手术后全新的口腔功能。

（Megan Musso, MA, CCC-SLP）

第3节 泥状食物的摄食

宝宝一般在6个月时开始进食泥状食物。与通过舌部运动来吸取乳汁或牛奶的母乳喂养或奶瓶喂养不同，进食泥状食物时是使用唇部和下颌从勺子上摄取食物。这就需要区分下颌、唇和舌的功能，一般是上唇主动接触勺子，并通过唇与下颌的运动从勺子中摄取食物。随着机体的发育，进食泥状食物的方式从吮吸转换到了成熟的吞咽（从舌头到牙槽嵴）。这种模式一般开始于3到4个月时的舌前部抬高，直到2岁才发展到成人似的吞咽。

在多种原因的影响下，舌系带过短的孩子摄取的食物类型难以从流食过渡到泥状食物。使用勺子进食的第一步就是取出勺子上的食物，但受到限制的唇缘或唇系带会阻碍孩子用嘴唇去清理勺子。在唇系带过短的婴儿食过之后，大部分食物仍会留在勺子上。父母经常需要清理婴儿上唇或牙龈上的食物，还需将勺子倾斜以便食物进入婴儿口腔里。他们常常通过这种方式去帮助婴儿用勺子进食。尽管这种辅助不能强化唇部肌肉的力量或促进下颌运动，但对未来的进食、语言技能以及口面部整体的发育至关重要。[56,57]

当舌系带过短的孩子开始进食泥状食物，真正的挑战就已经开始了。这些婴儿通常会用吸吮或舌推的方式（将舌强行伸出嘴外，尽管由于系带的关系，舌不会伸出太远）去尝试吞下食物。你能想象会发生什么吗？当勺子一取出，食物就立即从婴儿的嘴里溢出。家长们经常说，婴儿需要通过多次喂食才会将食物真正吞下。这在刚引入勺子喂养时十分常见，虽然婴儿不成熟的吞咽已经发展为吸吮（向前或向后），但舌系带过短的婴儿仍停留在前一阶段。尽管他们通过吮吸会吞下一些食物，但大部分食物还是会被浪费掉。

舌系带过短的婴儿还可能发生过度堵塞、咳嗽，甚至窒息。进入口腔中的食物，如果没有舌的辅助，就会停留在口腔中，或从嘴角溢出，当婴儿咽喉受到刺激时，他们甚至会发生呕吐。这种糟糕的进食经历的反复发生，不仅会让婴儿讨厌口腔进食，也会加剧他们的恐慌或挫败感。

"我的孩子可以从安全喂食器的网袋里获取食物！"我经常在关于孩子进食发展的病历中看到这样的表述。用手碾碎安全喂养器里的食物，让食物从网眼溢出，直接进入孩子口腔，这是孩子使用安全喂养器进食的方式。在这个过程中，婴儿缺乏主动的唇部运动，并且在吞咽时安全喂养器的一部分会留在口腔里（就像奶嘴一样）。虽然这是不成熟的吸吮，但因安全喂养器挡住了出口，也避免了食物的浪费。安全喂养器因其方便、整洁的优点成为父母外出的必备选择；然而，安全喂养器并不利于口腔肌肉组织的发育和进食技能的进步。虽然安全喂养器不是长期的解决方案，但在使用勺子进食之前，我们可以暂时使用它来提供营养所需。

> 安全喂养器不利于口腔肌肉组织的发育和进食技能的进步。

评估这些孩子时要考虑的注意事项

> ▷ 勺子进食能力差（如勺子从口腔中取出后仍是满的）

> ▷ 吞咽过程中的食物浪费

> ▷ 食物停留在口腔中，甚至引起咳嗽或窒息

> ▷ 舌推模式（舌强行伸出嘴外）

（Megan Musso, MA, CCC-SLP）

第 4 节　固态类食物的摄食

舌系带过短的孩子进食最困难之处在于从泥状食物到固态类食物、可融化食物和有质感的食物的转换。到目前为止，父母已经通过各种手段（母乳喂养、奶瓶喂养、用舀或倒的方式以及吸吮方式进食泥状食物）进行弥补；然而，对于咀嚼功能发育来说，这还远远不够。

在孩子 6 到 8 个月时，即可开始引入软食（容易咀嚼或可融化的食物）和泥状食物。这些食物需要孩子协调唇、舌和下颌三者的运动关系，并以全新的方式去使用舌，先用唇和颊部稳定食物，并辅之以精确的下颌运动就可以咬下一块柔软的食物。当舌（此时主要是牙龈）靠近食物时，口腔内上下咀嚼的模式便自发形成了。而食物在口腔里快速溶解之后，就只需要进行简单的咀嚼。大多数情况下，这种技能是通过自主进食学会的。可融化食物（不一定需要咀嚼）有泡芙、麦片、酸奶片、威化饼干，容易咀嚼的食物有煎饼、软蔬菜（蒸红薯、蒸胡萝卜）和软奶酪。

在人体发育阶段，舌系带过短的孩子会受到许多影响，最常见的是由于系带限制而导致的舌的抬高幅度变小或横向（侧向）运动不畅。当舌系带过短的婴儿食用软固体、可融化或任何需要特殊处理（不能立即吞咽的）的食物时，他们要么一直吮吸直到食物溶解，要么直接呕吐（尝试把麦片含住 10 s 后，你就能够理解）。同样，当口腔里放入了可融化的食物，人体就会产生应激反应。然而，舌系带过短的婴儿（在生理上）无法在舌的帮助下咀嚼食物。如果舌尖被固定住而无法向牙龈方向伸出，那么大多数孩子会尝试用舌的两侧去接触食物。

挑食专家 Melanie Potock（MA，CCC-SLP）将这种低效率方式描述为舌像独木舟一样移动。"这种摇摆运动有时是有效的，"Potock 解释说，"但它只是一种补偿性方法，仅适用于早期食用非常柔软的食物时。如果婴儿只能食用一种质地的食物，那么挑食就是自然而然的。"[58]

若孩子进食软固态类、可融化类食物时容易咳嗽、窒息、呕吐，父母就会避免给孩子再次提供此类食物。同时，我们还可以观察到婴儿开始拒绝他们无法吞咽的食物。由于婴儿的下颌肌肉组织没有发育成熟到能够进食这类食物，自主进食也就无法产生。在父母开始寻求专业帮助之前，蹒跚学步的孩子一直还在吃泥状食物（或配方奶粉）；此时，他们不仅要克服口腔结构异常和功能障碍，还要克服行为障碍。不太幸运的是，虽然一些孩子接受了进食治疗，但医生也没有意识到舌系带过短才是问题的根源，而反复的负面进食经历只会加剧他们对摄取食物的心理障碍。

综上所述，在评估这类群体时，需考虑这些注意事项：

> 经过一周的尝试后，吃质地浓稠的泥状或软固体食物仍然会出现食物堵塞口腔、咳嗽甚至容易噎住的情况

　　> 从未尝试自主进食可融化食物

　　> 继续使用吮吸模式

　　> 舌推或过度前倾

　　> 有不良的母乳或奶瓶喂养史

　　> 无法使用吸管或开口杯吸食

病例分析

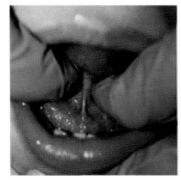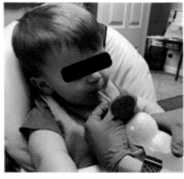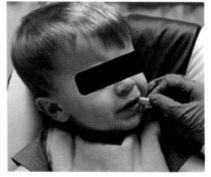

　　由于孩子已经 18 个月大却仍然存在喂养困难，孩子父母带他来做检查。孩子无法接受任何非泥状食物，进食非泥状食物时容易出现非常强烈的呕吐反射。另外，他还有睡眠呼吸暂停和呼吸困难症状。他的营养摄入主要来自奶粉和一些光滑的泥状食物。他无法在勺子进食时使用上唇，只能够以吸吮的方式进行吞咽，甚至在进食有纹理的泥状和可融化食物时，会直接呕吐。孩子没有尝试过自主进食，甚

至从未在进食或玩耍时把手伸进口腔里。在对进食和口腔运动功能进行深入检查后，我们诊断出他患有明显的舌系带过短和唇系带过短。

系带矫正术 5 天后，虽然还没有尝试过有质感的泥状食物或软固体食物，但孩子的睡眠质量明显提升了。在术后的第一次进食治疗期间，当我们把奶酪泡芙放入他的口腔时，我们发现他有主动使用舌的倾向。另外，通过观察我们发现，他在勺子进食方面也有明显的改善。他通过训练能促使舌有目的地移动并咀嚼奶酪泡芙。在这个过程中，他也开始进食泡芙，并能忍受自己通过下颌运动去咬一小口。到进食治疗的第 2 周，他尝试用蘸取器皿自行进食光滑的泥状食物以及有质地的食物（自制鳄梨酱块），会通过啃咬奶酪泡芙增强下颌运动；甚至在一些其他的帮助下，他可以用开口杯和吸管喝水。舌系带过短造成的限制被解除后，小男孩在进食方面取得了巨大的进步。虽然要获得与年龄相适应的功能还有一段路要走，但以他现在的能力已经能够满足自身所需了。

餐桌食物

孩子在 9 到 12 个月的时候，进食时上下咀嚼模式转变成对角旋转咀嚼模式，同时增加了有目的的舌横向运动。这种新模式使孩子能够接受更多的成人食物，例如砂锅菜、意大利面、软肉或碎肉、蔬菜和水果。到 1 岁时，孩子能够接受盘子里大多数形状、大小不一的食物，当然还是以切成小块、选择易于咀嚼的柔软食物和黏糊糊的食物为宜。这时，他们也可以用他们的小拳头、手指或蘸取器皿来自我进食。这种模式在接下来的一年里继续发展，最终形成成熟的吞咽（舌尖到牙槽嵴开始）以及旋转（圆形）咀嚼；这也是食用更复杂的肉类和蔬菜食物所必需的。

那么，这对蹒跚学步的舌系带过短的孩子来说意味着什么呢？如果在母乳喂养、奶瓶喂养或勺子喂养方面存在困难，那么他们也可能会在食用餐桌食物上存在更多的问题。相反，一些幼儿就做得比较好，他们使用吸吮和咀嚼方式进食软固体和可融化食物，以减轻系带问题所带来的困扰。但可惜的是，他们没有把这种进食方式成功地应用到复杂的固体食物上。

让我们先来谈谈第一类人群——蹒跚学步的幼儿。如果没有专业人员的干预，这些幼儿通常不会提前进食餐桌食物，因为他们在生理上还不具备操作和处理这些食物所需的功能结构。至少在解决舌系带问题之前，他们做不到用与自己年龄相符的饮食模式进食。

现在我们来讨论一下补偿良好的人群。从父母的角度看，孩子似乎是非常正常的，什么食物都可以吃；然而，当我们提出问题并深入研究时，我们就会发现孩子根本没有充分发挥自身的功能。当问及孩子喜欢哪种食物时，父母通常会提及喂养专家 Courtney Gonsoulin（MA，CCC-SLP）所说的"白面包"。孩子们都喜欢容易咀嚼、快速溶解的食物，如饼干、软麦片、薯片和炸薯条。他们会避免除了鸡块外的大多数肉类，因为加工后的鸡块几乎不需要咀嚼（用力地咀嚼）就很容易咬碎。对于他们来说，加工后的块状肉类是能够安全处理的。

这些孩子已经学会了使用不成熟的咀嚼（上下）模式来咀嚼食物，但这种方式对食用复杂的固体食物来说效率并不高。不过，如果咀嚼的时间足够长，食物最终还是可以吞咽的。但很显然，这是一个需

> 这类孩子是慢食者——与进行圆形（旋转）咀嚼的孩子相比，他们在准备吞咽食物前要花更多的时间进行咀嚼。

要耗费大量精力的过程。这类孩子是慢食者——与进行圆形（旋转）咀嚼的孩子相比，他们在准备吞咽食物前要花更多的时间进行咀嚼。在交流评估中，一个普遍的问题是，"我的孩子在学校从来没有把午餐吃完"或"他总是最后一个吃完"。

让我们再来看看使用这种咀嚼模式进食复杂的固体食物有多累人。对这些孩子来说，以不成熟的方式吃一顿食物太累了，在身体感到疲倦之前，他们只能够处理少量的食物。这些孩子之所以挑食，是因为他们知道哪些食物不能吃。他们通常避免的食物包括在口腔内会散开的食物（食物进入口腔后会碎成许多小块，需要用舌从面颊上舔），如玉米片；液体-固体食物（孩子在咬入后同时处理液体和固体表皮），如葡萄或菠萝；黏性食物（需要清理牙齿、上腭的残留），如花生酱三明治；混合质地食物，如牛奶麦片、酱汁意大利面；以及需要全方位咀嚼的食物，如牛排、比萨、硬蔬菜、硬皮面包。

有效的咀嚼模式（全方位）需要通过协调的、有节奏的下颌运动来激活颊部肌肉。颊部肌肉的运动是为了防止食物落入面颊沟（前庭沟），并使食物保持在咀嚼面，而舌的运动是将食物转移到口腔内壁以使用下颌进行咀嚼。我们经常看到这类人群由于长期咀嚼模式导致的颊部肌肉组织不活跃（想象一下可爱的 3 岁孩子仍然

是婴儿面颊）。食物在口腔内的转移不畅会促使单侧咀嚼模式（只在一侧咀嚼）使用加强，从而导致下颌肌肉组织的不对称生长[56]。这些组织结构的重要性可表现为，当孩子存在舌系带过短时，他就不能正常地自由地移动下颌以进行咀嚼。

在检查这些孩子时，另一个观察结果就是他们会不断地用水来促进吞咽。舌系带过短的孩子无法用舌把食物碎片集中在一起（尤其是散落在嘴里的食物），并启动成熟的吞咽；因此，他们需要用水来清洁口腔。有些孩子甚至达到了"快速吞咽"的程度。这对父母和医疗机构来说应该是一个危险信号。收集准备吞咽的食物需要舌的运动，清洁牙齿表面也需要舌的运动。这类孩子吞咽后，通常会在颊沟、舌和牙咬合面上遗留食物残渣。这些孩子每咬一口食物都需要借助多次吞咽来清空口腔，这无疑是很累的。但水并不是帮助吞咽的唯一液体。对舌系带过短的孩子来说，喝大量的牛奶或果汁来填饱肚子并帮助清洁一些固体食物残渣是十分常见的。"但是如果孩子在吃饭时喝牛奶或果汁，他的胃就会被液体填满，他就不再会感到饥饿"，父母总是这样说道。同时，这些孩子一整天都在喝牛奶或果汁，牛奶提供了额外的热量和营养，父母对是否饮用牛奶感到很纠结；因为如果孩子整天喝果汁或牛奶，他在饭桌上就会没有食欲。

> 舌系带过短的孩子经常需要借助液体来帮助吞咽。

如果食物堵塞在面颊和牙龈的黏膜转折处，就表明儿童的口腔运动能力与年龄不相符。孩子在 18 个月之前，吃得很多是再正常不过了，而食物堵塞指的是孩子的前庭沟里塞满了食物。令人不解的是，父母和专业人士都认为孩子拒绝吞咽食物通常是行为上的问题。事实上，这些孩子不能用他们的舌清理前庭沟颊部的食物。在咀嚼过程中，应注意保持颊部活跃以防止食物掉入。而这些孩子在用餐过程中，往往会用手指将食物从前庭沟处放到牙齿表面进行咀嚼，或放到舌头上进行吞咽。当然，食物也可能会滞留在孩子的上腭（特别是如果他们的上腭很高拱），你会看到这些孩子用手指取下食物进行咀嚼、吞咽，但这是一种源于舌的活动能力差导致的不适宜的社交礼仪。

挑食专家 Melanie Potock（MA，CCC-SLP）用洗衣机做类比来描述存在于人群中的舌前后运动。"如果孩子闭着嘴吃东西，舌就会碰到牙齿或嘴唇，然后绕口腔一圈后继续与食物接触，"Potock 解释说，"这种运动使食物在口中发生旋转，就像一台洗衣机一样，使食物一圈一圈地旋转，当食物经过喉咙时，其中的一小部分会被吞下。但这是一种低效且会耗费更多精神的饮食方式！"[58]

评估此类人群时要考虑的注意事项

- › 食物种类限制——"挑食者"

- › 交替咀嚼受限

- › 喝水促进吞咽

- › 每口吞咽多次

- › 有清洁牙齿问题（通常有龋齿史、口腔手术史）

- › 有不良母乳喂养、奶瓶喂养、延时喂养史

- › 更倾向于使用安全喂养器

- › 进食时间延长

- › 吃得太多

- › 单侧咀嚼

- › 继续使用吮吸或舌推模式进食

- › 体重增长缓慢

需要注意的是，这些症状也可能出现在成年人身上。成年人虽没有因为进食困难（或睡眠不安、偏头痛、语言问题、呼吸问题等）而行系带切除术，但如果他们出现上述一种或多种症状也是很常见的。通常情况下，这些患者会通过适应不良咀嚼模式以及舌系带矫正术前后的口腔肌功能治疗（见第 5 章第 5 节）来获得最佳效果。

病 例 分 析

最近我们诊所评估了一名 7 岁的男孩，他是一个典型的营养不良者，在母乳喂养、奶瓶喂养和转换固体食物方面存在困难。他更喜欢容易咀嚼的食物（即可溶解的食物和可以用咀嚼模式吸取的食物）。在一次常规检查中，他的儿童口腔医生发现他舌系带过短，于是转到我们诊所进行功能评估。通过观察进食情况，我们发现他的下颌、唇和舌之间组织的分化有限或甚至未分化，还存在轻微的舌推吞咽。他

在吞咽食物后需要特意清洁口腔，另外他在休息时嘴是张开的，甚至还打鼾。值得关注的一点是，他已经在学校系统接受了几年的发音（主要是 R 音）语言治疗，但进展甚微。

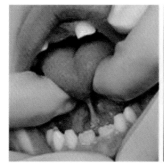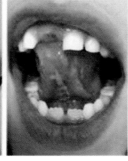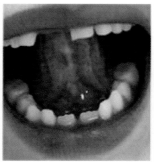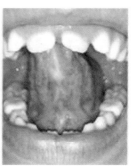

| 舌系带矫正术前 | 术后 1 周 | 术后 2 周 | 术后 12 周 |

在舌系带矫正术后 7 天随访检查时，我们观察到他的舌侧运动范围得到巨大改善；然而，这些静态技能并没有扩展到说话和进食所需的动态运动中（这并不奇怪）。此外，正如本章前几节所述，要解决进食方面的问题不仅需要克服组织结构问题和功能障碍，还需要克服行为障碍。他已经牢固地建立了一些错误的模式，甚至在具有挑战性的食物上有多次糟糕的进食经历。所以他的治疗计划将持续很长时间，包括独立使用舌和下颌（这应该在 6 至 9 个月时发生）、学习全方位咀嚼以及进食具有挑战性的食物（肉类、蔬菜等）。经过几周的治疗，他取得了巨大的进步，能够食用花生酱三明治和玉米饼了。另外，他的下颌运动也更加稳定和熟练，舌推问题也得到了解决；但是，他还需要长期训练才能掌握与年龄相适应的语言、呼吸和进食技能。

这是一个非常好的案例，它向我们展示了当我们拖延治疗舌系带过短时，需要花更长时间才能改掉坏习惯、清除与食物的消极联系以及建立新的功能模式。如果我们在婴儿时期就采取了手术治疗，那么很多问题都可以避免。

（Megan Musso, MA, CCC-SLP）

第 5 节　儿童舌系带过短的评估、治疗及术后护理

到目前为止，关于舌系带过短的评估、治疗和术后恢复的讨论主要集中在 1 岁以下的婴幼儿。对于儿童来说，舌系带过短的评估、治疗原则与婴儿是相似的，但对于青少年、成年人的舌系带过短诊治，我们还需再做一些简单的叙述。

我们的诊所（Megan）使用由 Autumn R. Henning 开发的 E³模型来评估和治疗栓系口腔组织问题[59]。E³模型包括完整的病史、说话及进食期间的观察记录、语言的正式评估（发音、流畅度、口腔运动）和对口腔系带组织的评估。我们使用 Hazelbaker 舌系带功能评估工具（Hazelbaker Assessment Tool for Lingual Frenulum Function, HATLFF）评估婴儿，对幼儿到成人则使用舌系带评估协议（Tongue-Tie Assessment Protocol, TAP）、进行带图片和描述的口腔机械检查，以及为其提供一份包含讨论结果和建议的报告。一些医疗机构和家长往往认为仅靠手术就能解决所有的问题，所以认为医疗机构以一种合适的方式对家长传达检查结果和建议是至关重要的。然而，情况并非总是如此，在治疗之前双方就应该讨论术后治疗的疗效。最后，家长必须选择一个医生，并决定何时以及如何进行手术，以获得最佳治疗结果。为什么要等发现舌系带和唇系带存在问题之后才开始进行治疗呢？大多数患者需要通过预先治疗，以获得有关手术的最佳效果。但也有一些患者因为口腔过于敏感，无法接受这一治疗过程。其他原因还可能包括手术中存在难以处理的医疗挑战，或者父母无法保证术后护理。抬舌是筛查舌系带的最佳快速测试方式，一旦发现栓系口腔组织，就应该针对患者具体情况制订手术方案，而且医疗机构必须对可能限制患者手术成功的因素保持高度敏感。

在我们的诊室（Richard），我们是根据症状清单和从父母那里获取的病史对儿童进行评估的。在很多情况下，孩子突出的症状比外在表现更重要。由于系带的束缚，患者通常会出现明显的功能性症状；但在许多情况下，功能症状可能不明显，如睡眠不佳、头痛、颈部疼痛和紧张、进食困难和说话费力。部分婴儿过短的舌系带也有可能与舌尖互相弥补配合，但医生仍需要解决好周围组织异常紧密的问题，

避免出现继发症状。而后舌系带过短就更难诊断和治疗了。

在诊所中，我们定期为进行舌系带评估的儿童提供牙齿清洁检查。在例行清洁检查期间，我们会把检查舌作为完整口内检查的重中之重。但我们决不会仅仅根据外部症状就制定治疗方案，最好的方式应该是询问患者有关婴儿时期的喂养、语言、睡眠和护理方面的相关问题。这些快速筛查问题的方式可以推动讨论，从而形成一个更彻底的检查和历史记录（通常是在晚些时候，以便家长有时间根据我的建议考虑他们是否感兴趣）。在这次诊断中，我们会根据之前所提到的检查表检查舌的运动能力和功能缺陷。许多儿童虽然存在后舌系带过短，但没有任何的症状。在这种情况下，我们什么都不能做，也没有可推荐的治疗建议；如果没有产生问题，那就不用去管！然而，许多儿童在发现有后舌系带过短后，他们的很多症状几乎契合我们检查表上的每一项。通常情况下，乍一看舌是正常的，因此儿童需要通过训练去了解现在为止还没有被发现的可能存在舌系带问题的关键。能正常伸出舌的孩子仍可能患有后天性的舌系带过短，并可能在进食、说话和睡眠方面出现症状。因此，能不能够伸出舌并不是确定是否存在舌系带过短的正确方法。抬舌才是筛查舌系带过短的最佳快速测试方法。当口腔最大限度地张开时，舌应自主抬起，并靠近或接触上腭。舌抬高也是能够正常进行母乳喂养、固体喂养、休息睡眠和说话的关键。

> 抬舌是筛查舌系带最佳的快速测试方式。

对一些人而言，看似微不足道的小问题可能会改变生活，父母要学会与吃饭时间长、绝食、把食物抹在脸上、喃喃自语、说婴儿话、言语不清和语言迟缓的孩子生活，甚至父母可能会想"孩子们就是这样的"。一直以来，有一个潜在的问题阻碍了孩子充分发挥潜力，而我们可以做一些简单的事情来帮助他们提高口腔技能和生活技能。

手术治疗

儿童舌系带矫正术的过程与婴儿的矫正过程非常相似。我们使用的是相同的CO_2激光治疗系统、同一类型的麻药（但它效力更强，而且是专为年龄较大的儿童配制的），并且需要使用一样的凹槽导向器。大童现在已经可以正常地使用牙齿，为了保护手指安全，我们需要一个开口器、咬合块或牙椅装置来稳定下颌，并且让我们能够接触到舌的下表面。在此过程中，我们不会对孩子使用镇静剂，通常也不需要这样做，这样可以使家庭避免承担全身麻醉的费用和风险。

舌系带过短矫正术适用于所有人——从不配合的蹒跚学步的孩子到强壮的、无法言语的、患有自闭症的 10 岁儿童。我们需提前安排好助手和必备的手术器具，先让孩子躺在牙椅上，然后佩戴激光安全眼镜，用我们的口内照相机拍一张术前照片，并让麻药作用 5~10 min；接下来，一名助手用口腔托稳定孩子的下颌，另一名助手或家长握住孩子的双手；然后开始进行 10 至 20 s 的手术，以水平方式汽化系带组织，直到到达舌下肌位置。由此产生的伤口大约 1 cm 宽、1~2 mm 深；接着我们拍一张术后照片，并让孩子从牙椅上起来，如果他们愿意的话，可以吃一根无糖的木糖醇棒棒糖（毕竟我们是口腔医生嘛!）。在大多数情况下，这个过程比补牙更容易且创伤更小。孩子一般都会在手术后几秒钟到几分钟内迅速平静下来。对于比较配合的儿童，在麻醉后，我们再将少量的利多卡因和肾上腺素注射到系带上，使系带接近 100% 的麻醉。

青少年和成年人的手术程序也是相同的，但他们不需要注射镇静剂或全身麻醉剂，除非是罕见的牙医恐惧症患者才需要服用抗焦虑药物。一氧化二氮（笑气）对他们来说可能有用，他们也可以使用医疗机构开出的更强效的药物。从儿童到成人患者，使用布洛芬或乙酰氨基酚 1~5 天，通常就足以控制疼痛。

一般来说，父母和患者在当天就可以看到变化（但有些变化需要一个星期或更长时间）。这个过程不能替代语言、进食或肌功能治疗，只是治疗的一个辅助性手段。手术矫正也不是灵丹妙药，但如果同时有适当的团队治疗方案时，就会产生奇效。在接下来一周的随访中，我们收到了关于进食、言语、睡眠和其他方面变化的报告。在随访交谈中，我们经常听到孩子们可以流利地说新词句，不再因液体和食物而噎住，吃得好，睡得好，醒来更神清气爽，头部和颈部疼痛也消失了。所有这些变化都源于对舌下一根看似微不足道（有时几乎看不见）的舌系带的矫正手术。

术后护理

舌系带过短矫正术的术后护理应根据患者的具体情况而定。年幼的婴儿可能不需要太多的学习即可掌握正确的新技能，而年长的孩子则通常需要更多的支持，帮助他们打破原有的坏习惯并建立良好的新习惯。治疗计划应根据患者的功能和结构缺陷具体而定，不同人无法仅仅参照一个标准。然而，无论患者的年龄或症状如何，我们的共同目的是通过恢复阶段（3至6周，这取决于手术的类型和孩子的愈合能力）的护理防止异常症状复发。主动的伤口拉伸在前文中讨论过，我也建议这些患者进行类似的拉伸，很多比较配合的儿童（和年龄较大的患者）从3岁左右就可以开始进行肌功能锻炼。

如上所述，每个医疗机构都可能有一套不同的准则来帮助伤口快速愈合。如加强舌部功能的练习（不同于主动伤口拉伸）可能包括扩大或提高在静态和动态运动中舌的运动和精确度，或特定运动的特定语音或声音训练，以及下颌、舌和唇的独立活动。如果患者的进食和发音已经受到影响，则可根据具体情况酌情处理。同样，每个患者的治疗计划应结合他们的结构缺陷和功能障碍情况设立。在手术前和手术后立即进行肌功能锻炼将会产生最持久的有益效果。在理想情况下，与肌功能治疗师合作应该成为每次治疗的必须，以便实现重新训练舌的肌肉和建立复杂的口腔运动模式、建立正常的休息姿势和肌功能治疗目标。有关肌功能治疗的更多信息，请参见第5章。

（Richard Baxter, DMD, MS　Megan Musso, MA, CCC–SLP）

第 6 节　相关研究

有关系带组织对进食影响的研究尚未广泛发表。很难相信，在同行评议的文献中，没有一个案例报告表明患者进行舌系带矫正术后在进食固体食物方面得到了改善。这一领域的研究文献资料缺乏，对本应将所有临床决定建立在"循证"原则基础上的医疗和口腔医学专业人员非常不利。几乎每一天，做过舌系带过短矫正术的医疗机构都能看到儿童进食的改善，职业治疗师和语言治疗师也同样如此。

当医生使用本书提出的"最佳实践"为合适的患者进行手术治疗后，患者病情都会有所改善，关键是改善得有多明显。对于父母和医疗机构来说，重要的是不要让有口腔功能障碍的儿童错过建立正常进食和正确发音的机会。采用团队协助的方式帮助每个孩子解决问题，可能会产生最好的治疗效果。

许多执业医师对有效的集体认知方面的知识总结得越来越多，我们希望在不久的将来，更多系列的病例和短期随机对照试验将为此提供有力的科学支持。

科技的进步使知识以新方式传播，父母更容易获取疾病治疗的最新信息。术后护理的拉伸锻炼和功能训练有不同的长度和类型要求，甚至有不同的护理方案，父母可在术前和术后进行参照操作。医生和家长如何共同协调开展对患儿的特殊护理，是诊断和治疗的艺术。医学、口腔医学和相关保健专业都在不同程度地将艺术和科学结合起来。处理所有临床问题的有效方法都是以科学为基础，并在此基础上建立优质方法来帮助特定的儿童和家庭。

Silva 等人（2009 年）

巴西研究员 Silva 等人的一项研究观察了舌系带过短患者的咀嚼模式[60]。他们注意到，10 名年龄为 10～25 岁的舌系带过短患者在咀嚼方面与 10 名年龄为 10～25 岁的舌系带正常者有一些差异。他们指出，舌系带过短患者舌活动度改变的可能性是舌系带正常者的 5.4 倍。当他们观察患者的咀嚼模式时，发现舌系带正常者几乎全部用后牙进行咀嚼，而舌系带过短的患者中却只有 47% 的人用后牙进行咀嚼，其余53%的患者用舌去揉捏食物或用前牙咀嚼。最后，他们指出，当舌系带过短的人咀嚼时，他们使用非典型肌肉模式的可能性比舌系带正常者高5.7倍。这篇文章虽没有专门探讨儿童的进食问题，但是有文献记录（即使样本量很小）舌系带过短会对咀嚼产生不良影响。

Baxter 与 Hughes（2018 年）

在撰写本节的第一段时，我们尚未在公开的病例报告中查到儿童行舌系带过短矫正术后进食固体食物的情况得到改善的报道。但是，研究这个项目的两位作者（Baxter 与 Hughes）最近有了新的发现，于是他们决定向《国际临床儿科杂志》提交 5 个相关的病例报告。几个月后，《后舌系带过短矫正术后儿童的语言和进食功能改善：病例系列》一文发表了[61]。这篇文章是免费开放的，也就是说，任何人都可以免费与他人分享这篇文章。这篇文章主要介绍了 5 个术后在语言、进食和睡眠方面有着显著改善的案例。上述病例都采用 CO_2 激光进行手术，并且在术后 3 周内都进行了拉伸训练。案例如下：

病例分析 1

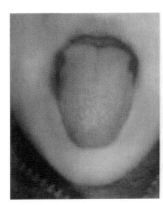 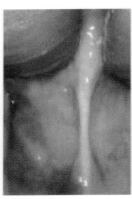 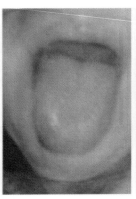 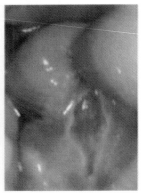

| 术前伸舌 | 术前抬舌 | 术后伸舌 | 术后抬舌 |

一名 5 岁的男孩因语言和进食方面存在问题而转院到此。他在发 L 音、TH 音、S 音、R 音和 M 音时存在困难，而且随着他说话速度的加快，情况也越来越严重。他说话轻声细语，经常喃喃自语，而且很害羞，不善于与人交流。他还很挑食，吃各种食物都会塞牙缝，特别是土豆泥。他在婴儿时期进食泥状食物就存在困难，而

且平时睡得很不安稳。在检查中，他能够将舌伸到下颌的三分之一处，但无法将舌抬高去靠近上腭。他存在典型的 Kotlow Ⅱ 级舌系带过短，具体表现为有一层厚厚的不可见的组织带限制了舌的活动。

　　手术中，我们让他吸入笑气（一氧化二氮），并将少量利多卡因注射到他的系带中，使用 CO_2 激光治疗系统松解所有限制性系带。术中无须缝合，没有出血，操作结束后，我们看到他做抬舌和伸舌动作时更灵活了。术后，他的母亲也立即注意到他说话清晰了，而且能更好地发 S 音和 M 音。他也可以吃猪肉和乳蛋饼，并且不会塞牙缝了。

病例分析 2

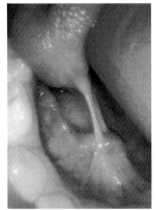 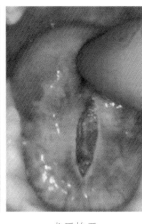 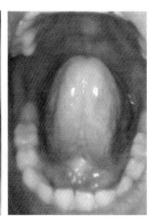

术前抬舌　　　　　　　术后抬舌　　　　　　愈合 1 周时抬舌

　　这个 5 岁的小男孩在发 S 音、R 音和 CH 音时存在困难。他拒绝吃食物，而且在吃某些食物时，容易塞牙和呕吐。另外，他还经常抱怨颈部疼痛。最后我们诊断，这个孩子存在 Kotlow Ⅱ 级后舌系带过短。

　　我们在他吸入笑气后，我们在他的系带处注射了少量利多卡因，10 s 后，他的受限的系带被激光汽化，其间没有出血，术中也不做缝合，只留有一个菱形切口。一周后，他自述疼痛感消失，舌抬高的幅度也有所增加。另外，他的物理治疗师母亲说，颈部活动范围的增加让他睡觉更安稳了。现在他更容易理解也能更清晰地发 S 音、R 音和 CH 音，而且也可以吃以前不能吃的酸奶、土豆、布丁和蛋糕，不会再发生食物堵塞在口腔中或呕吐的情况了。

病例分析 3

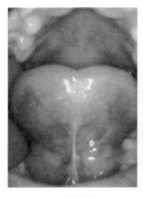 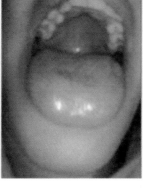 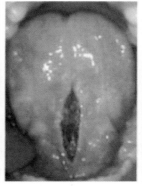 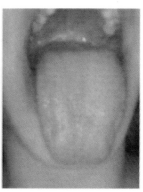

| 术前抬舌 | 术前伸舌 | 术后抬舌 | 术后伸舌 |

这个 11 岁的女孩说话还像婴儿一样含糊不清，还有口吃，并且在发 TH 音和 L 音时存在困难。在婴儿时期，她不能正常吃奶，还伴有腹绞痛，并且体重增加不良。她对固体食物非常挑剔，而且吃得很慢，还伴有颈部疼痛和夜间磨牙症状（磨牙症）。她还是一个口呼吸者，并且患有慢性鼻窦炎。她的腭部很窄，有一个明显的凸起。她患有 Kotlow Ⅱ 级后舌系带过短，具体表现为不可以将舌伸出太远。

在接受了 20 s 无痛激光手术后，情况出现好转，她的舌能够明显抬高和前伸了。她的母亲还说，她更容易理解并能够发出以前不能发的音节。更明显的是，她的颈部紧张和疼痛立即得到了缓解。在术后 3 周的电话随访中，母亲说孩子的语言能力有明显提高，并且较之前胃口好多了，睡眠质量也有所改善。

病例分析 4

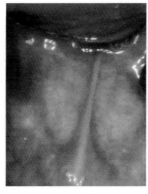 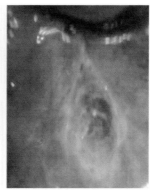

术前抬舌　　　　　　　术后抬舌

　　一位 2 岁 10 个月大的男孩因在之前医院的言语治疗进展甚微而被转诊到此。他 2 岁才开始咿呀学语，存在语言障碍，认识的词汇量极少，并且所有人都难以理解他所说的话。他像花栗鼠一样把食物塞在颊部，并有反复耳部感染的病史。他存在 Kotlow Ⅰ 级舌系带过短，舌系带像一根细线一样几乎看不见。

　　可能是只注射了少量利多卡因进行麻醉的原因，他在手术过程中有些烦躁，但术后立即平静下来。术后他的抬舌情况立即得到了改善，而且舌很柔软，很有弹性。另外，他还进行了 3 周的舌运动锻炼和伸舌练习。在为期一周的随访中，他的母亲说，他现在每天大部分时间都在学说一些新的单词、短句，如 "up me"，并且还开始发出动物的声音。总的来说，他变得非常快乐了。虽然在术前没有关注他的进食问题，但他现在吃得更多、更干净，速度也更快了。

病例分析 5

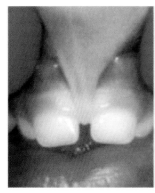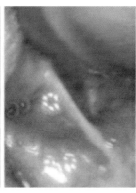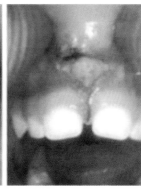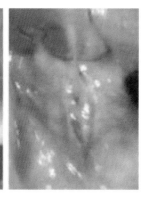

　　一个 17 个月大的女孩在说话和语言方面发育迟缓。她 15 个月时才开始咿呀学语，但只会说几个词，如 "mama" 和 "dada"。由于喝液体时经常被呛到，儿科医生和消化科医生建议她行胃镜检查和改良的吞钡检查。女孩的奶瓶喂养效果极差，体重增长缓慢，并伴有反流和腹绞痛，所以哺乳对她的母亲来说是非常痛苦的。她的上牙很难清洁，她晚上睡眠也不好，经常醒来。经检查，她被诊断为严重的 Kotlow Ⅳ 级唇系带过短和 Kotlow Ⅱ 级后舌系带过短。我们在她的唇系带和舌系带上注射了少量利多卡因。

　　在没有使用任何镇静剂的情况下，我们用 CO_2 激光治疗系统以 1.45 W 的平均功率对患儿的唇系带进行了约 15 s、对舌系带进行了约 5 s 的激光治疗。我们注意到她的舌的活动能力和抬升能力立即得到了改善。她的母亲说，在手术后，她的女儿立即说出了四个新词："bubba""pawpaw""juice"和"hot"。在手术后的当天，她也不再因摄入液体而呛咳或呕吐。她的母亲还说，她的声音不再那么沙哑，变得响亮、清晰了。

这些案例证实了幼儿和儿童因舌系带过短造成某些身体结构受限而引起的功能障碍。大多数孩子在术后功能受限的症状立即得到了改善，个别孩子需要几天到几周的时间或需要用强化治疗来克服这些功能障碍问题。在其他时候，孩子们的适应能力十分强，他们本能地知道自己想要做什么；在手术后，他们很快就能恢复正常功能。我们希望这5个近期报告的病例能够激发更多临床医生未来去进行舌系带过短的研究。所幸，解决问题的方法逐渐明了，越来越多有相似症状的儿童有望被识别和检查出来，并接受合适的治疗，从而克服这些影响生活的缺陷，不管是在进食和言语能力上的缺陷，还是一些还未被发现的相关问题。

（王青青　译）

第4章 舌系带过短与发音

　　人体在发音时会用到很多与进食时相同的口腔结构，因此，如果孩子在进食方面存在问题，那么通常也会伴有发音问题。语音的产生需要各个口腔结构的协调和足够的气流，舌是最通用和最常用的发音器官。当舌系带过短时，舌的活动范围受到限制，因此舌到达口腔中不同位置以产生不同语音的能力也会受到影响。同时，舌有限的活动范围也会影响发音中至关重要的部分——口腔共振。在这部分内容中，我们将探讨口腔结构是如何相互作用从而产生语音的，以及舌系带过短是如何影响这些结构相互间的关系的。

第 1 节 语音是怎么产生的?

　　语音的产生是一项复杂的工作。口腔是发音器官之一，主要用于引导气流并产生共振。英语中有 44 种语音（即音节），这些语音都是通过发音器官的不同组合而产生的。例如，D 音和 G 音都是通过将舌顶在上腭而产生的，但是产生两种语音使用的舌和上腭的部位不同。发音器官位置的不同，使口腔的气流与口腔共振被改变，从而产生不同的语音。发音是人体最复杂的精细运动功能之一。在本节中，我们将更深入研究语音的产生及其产生时所需的结构。在下一节中，我们将更深入地讨论舌系带过短是如何影响语音的产生。

　　作为人体最复杂的精细运动功能之一，语音的产生需要多个环节协同。这些包括清晰度（发音器官的位置）、口腔共振（气流的控制）、发音（使用声带）和流利度（说话的速度和流畅度）。让我们对这些系统进行分解，并对它们进行更详细的讨论。

语言产生的环节

发音

牛津在线词典[62]将发音定义为"通过在特定位置以特定方式压缩发音器官中的气流而形成语音"。Merriam Webster[63]将发音定义为"在一个接合处将发音器官结合在一起的动作或方式"。

"接合"一词在医学领域被用于描述两根骨头是如何结合在一起形成一个联合（例如膝关节、肩关节、肘关节），它也被用于描述建筑中的各种材料（如砖、混凝土）以某种方式结合在一起。在我们看来，用来解释"口腔结构是如何组合在一起产生语音"很可能是"接合"最常见的用法。既然我们知道"接合"的意思是"两个部分结合在一起"，那么在谈论发音时，我们需要知道这些"部分"是什么。一些口腔结构是静态的，而另一些是动态的（在运动中）。用于发音的主要口腔结构包括：

> 腭皱襞(静态)

> 唇(动态)

> 舌(动态)

> 硬腭(静态)

> 软腭(动态)

> 牙齿(静态)

> 下颌(动态)

每个结构在语音的产生中都发挥着各自的作用。让我们仔细看看这些口腔结构是如何起作用的。

腭皱襞：腭皱襞是我们能感觉到的上前牙后侧隆起的区域。虽然腭皱襞是静止不动的，但它是某些语音产生时舌的重要放置点，如 D 音、T 音、N 音和 L 音。当发出前面提到的音时，注意观察你的舌是如何"轻敲"或停靠在腭皱襞上的。

唇：上下唇可以同时使用，也可以分开使用，从而发出不同的语音。例如，F 音是通过将上牙靠在下唇上发出的，而 B 音是通过将上下唇压在一起发出的。注意观察当你说"boom"这个词的时候，你的上下唇是如何合在一起形成圆形的。

　　舌：舌是最通用和最常用的发音器官。在某种程度上它被用在每个语音的发音中。对于像 B 音或 M 音这样的语音，舌位于口腔的底部以形成更大的口腔共鸣腔。舌升高和降低可以产生不同的元音音节。当舌的不同部位接触牙齿、腭皱襞、硬腭和软腭时，会产生不同的辅音音节。注意当你发 G 音（如"guitar"）、S 音和 CH 音（如"chew"）的时候，你的舌的不同部位是如何与口腔的不同部位相互作用的。

　　硬腭：硬腭就是我们所说的"口腔顶部"。它是一种扁平的骨质结构，占据了上颌牙齿之间的大部分区域，形成了鼻腔的底部。硬腭是静止不动的，但它在产生不同语音的口腔共振中起着重要作用。如果硬腭的结构发生异常，一些语音可能难以发出或发生失真。舌系带过短的儿童和成人由于吞咽时舌息止位置较低，硬腭通常又高又窄[64]。同样，舌系带过短的婴儿由于在子宫内吞咽时舌的位置也较低，出生时硬腭就是高拱的。母乳喂养、舌系带松解、肌功能锻炼、上腭扩张器和功能性矫正器都有助于扩宽上腭。

　　软腭：软腭是硬腭后面的柔软区域，允许空气从鼻腔进入咽喉并进入气道。当舌的后部与软腭或硬腭接触时，发出 K 音或 G 音等语音。软腭在发 M 音和 N 音等通过引导空气通过鼻腔而产生的语音时发挥很重要的作用。发 K 音（像"kick"）的时候你应该感觉到舌后部上抬，发 M 音时你可能会感到软腭抬高。

　　牙齿：牙齿是静止的，因此在发音时不会移动，但它们在口腔共振中发挥作用。你可能已经注意到，当一个失去前牙的孩子或者一个取掉假牙的老人试图发 S 音时，他们发出的声音听起来与那些没有牙齿缺失的人所发出的声音是不同的。在发 TH 音（如"this"或"tooth"）时也要用到牙齿，当我们发出这个语音时，注意观察我们的舌是如何在牙齿间滑动的。

　　下颌：在某种程度上，下颌在所有语音的发音中都起作用。通常，它通过上下移动，形成一个宽或窄的口腔，从而改变口腔共振，并在舌运动时提供帮助。当一个人把语音组合成短语和句子时，它也为口腔提供了稳定性。当我们说"ouch""meet"和"cake"时，注意观察在发不同单词的语音时，我们的下颌是如何移动的。

口腔共振

口腔共振已经被多次提及，但我们还得更深入地探讨它。当船帆稍稍朝另一个方向移动，船就会朝不同的方向移动。我们也可以通过类似的方式来观察发音器官，发音器官的极其微弱的活动都能使我们发出的语音产生变化。另一种思索它的方式是探究汽车行驶时空气是如何围绕汽车运动的，汽车占据了原本空气的位置，并改变了空气的流动方式。

口腔共振是人体呼出的空气和发音器官控制的空气相互作用产生的不同声音的组合。每个不同语音的产生都取决于舌、唇和牙齿产生的干扰量。它受到口腔（下颌）的张开程度以及软、硬腭的形状及结构的影响。如果硬腭高拱或软腭没有在恰当的时机上抬，那么我们发出的声音可能会失真或听起来更像是另一个语音。

声带的应用

另一个层次的复杂性是语音是浊音还是清音。当空气通过时，若声带被压在一起我们就会发出浊音；而当发出清音时，声带应保持静止和开放。例如，T音和D音的发音方式是相同的，都是通过舌轻敲腭皱襞（上前牙后面硬腭的凸起部分）发出的。发这两个音的唯一区别是是否使用了声带。让我们通过一个试验更好地理解这个概念。把手放在喉咙上，说出"toe"和"doe"这两个词。当我们说"doe"的时候，我们应该能感觉到喉咙在震动，因为在发D这个音时用到了声带。我们可以用"bye""pie""cake"和"gate"这样的单词重复这个实验。当我们说"bye"和"gate"时我们应该能感觉到喉咙在震动，因为在发B音和G音时用到了声带。

语音的流畅度

流畅度是讲话的流畅或"韵律"。现在我们来谈谈如何在说话时保持流畅度。我们已经看到，即使是发一个语音也会涉及多个不同的动作和结构，将各音节组合成单词和句子需要不同结构和功能的协调。当口腔结构不能正常工作时，很难保持必要的协调。为了保持适当的协调，发音器官必须发育正常并且能够自由活动。例如，如果舌不能自由移动到口腔的不同区域，发音功能的协调就会受到限制，并可能导致语音变化，包括音节或单词重复以及说话速度变慢。

常见的发音错误

在下一节中，我们将讨论与舌系带过短相关的语音障碍。以下是对语音障碍类型的简要描述，以便我们在下一章中进一步讨论：

语音替换：即一个语音被另一个语音代替。常见的替换包括 T 音代替 K 音，D 音代替 G 音，W 音代替 R 音，Y 音代替 L 音。例如，单词"cat"被说成了"tat"或"yellow"说成了"yeyow"。

语音失真：一个语音被 44 个英语语音以外的其他语音代替。例如 S 音被发成"slushy"或出现口齿不清。

语音遗漏：一个单词的发音中缺少某个语音。一些孩子可能将"big"说成"bi"，或者将"open"说成"pen"。

语音增加：在没有这个语音的单词中发出多余的语音。例如，将"black"说成"buhlack"，或将"cat"说成"catuh"。

总结

本节的目的是阐明发音的复杂性，即哪怕是说一个词都需要不同口腔结构相互配合的复杂性。当口腔结构不能正常工作时，发音就会变得困难。在下一节中，我们将讨论舌系带过短的结构异常是如何影响发音的。

(Lauren Hughes, MS, CCC-SLP)

第 2 节　舌系带过短对语音产生的影响

想想一个掉了前牙的孩子，在长出恒牙之前，他的一些语音听起来会与其他人有所不同。这是由于一个微小的、暂时性的结构变化改变了他的发音方式。感冒时你会有何不同呢？你的声音听起来可能不一样了，因为喉咙和鼻腔充满了黏液，或肿胀的组织导致气流阻塞了。在你生病的那几天里，软腭和气道功能都不能正常运行，所以你的声音听起来一直很奇怪，直到黏液和组织肿胀恢复正常。

这些都是影响语音质量的临时性结构问题的例子，而舌系带过短是影响语音质量的永久性结构问题。目前还没有证据表明单独使用肌功能锻炼或心理治疗可以延长或改变舌系带过短，因此舌系带矫正术是唯一已知的治疗舌系带过短的方法。在舌系带矫正术前后，通常需要进行语音障碍矫正治疗，以改变口腔运动方式，并教会孩子如何正确地发音。虽然语音障碍矫正治疗是改善发音过程中至关重要的一部分，但它不能让舌系带过短得到改善。因此，为了给患者提供最好的治疗，语音治疗师和舌系带矫正术手术医生的密切合作是很重要的。

小时候我弟弟和我会趁爸爸睡午觉的时候，把他两只鞋的鞋带系在一起。通常他在站起来之前就会发现，但有一两次我们做得很隐蔽，他站起来时被绊倒了（孩子们可能很淘气，对吧！）。舌系带过短就像系在一起的鞋带[59]，有了束缚，舌的活动范围就会受到限制难以到达发音位置（如腭皱襞、软腭）。有了上一节学到的知识，让我们来探讨舌系带过短是如何影响发音的，以及为什么松解舌系带后能有效改善发音。

语音产生的构成

接合

正如前一章所述，发音需要多个口腔结构共同参与。舌可以说是发音系统中最重要的结构。如果舌的运动受到限制，它就很难到达发出声音所需的位置。根据舌受限制的严重程度和位置，人们可能无法抬起舌后部发出 K 音和 G 音，或者难以协调舌的肌肉发出 L 音和 R 音。

口腔共振

口腔共振要求口腔具有一定的大小和形状，才会产生声音。舌系带过短的存在会导致语音失真。这些语音错误通常呈现出一定的规律。例如，儿童通常将 K 音和 G 音发成 T 音和 D 音。语音失真可能是发音器官位置不准确或口腔共振改变造成的。你见过孩子们坐在风扇前发音或说话吗？他们喜欢这样做，因为这时人们发出的语音听起来很有趣，与"正常"的声音不同。口腔共振被改变后也是类似的。当来自肺部的气流以不同的方式被引导或控制时，人发出的声音听起来也会不同。舌系带过短可能会限制舌正确引导气流的移动方式。

声音和空气供应

虽然舌系带不会直接影响发音或空气供应，但它会增加语音产生的空气压力，这是毋庸置疑的。有一天我在商店买了很多东西，我始终无法带上最后那几袋物品或那一大袋狗粮。我知道，如果再多加一件东西就意味着袋子中的一瓶酱料将会掉落在地上，我还要把它清理干净。如果你像我一样，想要实现把购买的所有食品、杂货一次性带回家的目标，你就会体会到其中的困难。舌系带过短或其他口腔运动障碍也会有类似的"过载"。当一个人必须集中精力协调他的舌的运动而非人体的自然运动时，就可能会影响他专注于发音或有效利用所有气流的能力。这是舌系带过短的一种不常见但可能存在的症状。

流畅度

流利的讲话需要舌进行有效而流畅地移动。当舌被过短的舌系带束缚时，舌好像变笨重了。想想你举重的时候，如果你所举的重量过重，手臂的移动就会变慢，手臂甚至有可能会开始颤抖。如果你的手腕上绑着重物，你就很难做一些精细的动作，比如系鞋带或写作。负重会限制你的动作，降低你的协调性。舌系带过短也会导致同样类型的不协调和效率低下，这可能会导致口吃。当一个舌系带过短的人说话速度很快或说话时间过长时，保持流利的话语就更难了。

舌系带过短引起的语音障碍

既然我们已经讨论了舌系带过短是如何影响说话的，让我们看看一些可能由舌系带过短引起的与语言相关的异常表现。这个列表并不是详尽无遗的[59]。

> 沟通上的挫折感

> 连续发音的语音清晰度差（例如：短语、句子、对话）

> 奇怪的语音错误（例如：频繁的语音失真或不常见的发音错误）

> 口吃

> 言语缓慢和/或含糊不清

> 类似精神性失语症样语音

　　①不一致的语音错误（例如：在下一次重复时，可能会把"pen"说成"fen"，然后把"pen"说成"ben"）

　　②发音错误（例如，"town"说成"down"，或"bed"说成"ped"）

　　③重读音节不正确（"BUH-nan-uh"而不是"buh-NAN-uh"）

> 元音错误

> 避开使用某些特定的词语或说话场合

> 言语迟缓或混乱，尤指以下语音的错误：

　　K音，G音，NG音（例如：sing）

　　SH，CH，DGE（例如：edge），Y（例如：yes）

　　TH（例如：tooth或those）

　　T音，D音，N音，L音，R音，S音，Z音

如果你的孩子出现了以上几种发音问题（特别是婴儿时期有哺乳问题史，或者有进食问题和/或睡眠问题），虽然你的孩子很可能存在舌系带过短，但请记住，还有很多潜在的原因也可能导致这些发音问题。让有舌系带过短、口腔运动障碍和发音障碍治疗经验的语言病理学家（speech-language pathologist, SLP）对你的孩子进行评估非常重要。语音治疗师可以确定语音错误的原因，并确保根据需要解决所有问题。

关于舌系带过短矫正术的潜在结果，有一点值得注意：家长和他们的孩子通常

会注意到，在手术完成后，孩子的发音、进食或睡眠问题都有所改善。然而，一些孩子在松解过短的舌系带后这些症状几乎没有发生变化。当舌系带松解不完全且受限组织仍然存在时，可预期的结果是有限的。家长和医疗专业人员也应该注意到，可能还有其他原因导致了这些症状的持续存在。

　　Brittany 是一个挑食的人，其他人听不懂她说的话。她的饮食仅限于比萨、炸薯条、酸奶和炸鸡块等食物。她很不愿意尝试新的食物，当她被要求尝试新的食物时，她往往会有强烈的抗拒情绪。当她的父母仔细听她讲话时，他们注意到她无法说出诸如 T 音、D 音、K 音、G 音、SH 音和 S 音之类的语音。他们带她去语音治疗师那里进行评估，语音治疗师注意到她有舌系带过短的问题。语音治疗师将 Brittany 推荐给了一位儿童口腔医生，儿童口腔医生也给出了相同的诊断并且对 Brittany 施行了舌系带过短矫正术。在术后一个月后的随访中，Brittany 说话清晰了一些，但医生也了解到了她的饮食习惯没有改变。当他们再次找到语音治疗师时，语音治疗师又一次对 Brittany 进行了口腔运动检查，并询问了 Brittany 的父母更多关于 Brittany 说话和进食方面的问题。Brittany 的父母回答说，在他们家里早上经常会发生争吵，因为给 Brittany 穿衣服是一种折磨。Brittany 需要把她的袜子放在合适的位置，而且在穿衣服之前，她要求必须把衣服上的所有标签去掉。语音治疗师诊断 Brittany 患有感觉处理障碍，因而导致她拒绝某些质地的食物。同时，语音治疗师还注意到，Brittany 这些年来养成了一些"坏习惯"，以此弥补舌活动受限带来的不便。语音治疗师建议对 Brittany 进行进食障碍、口腔运动障碍治疗，同时也针对其他感官需求进行专业治疗。

　　虽然 Brittany 确实需要对舌系带过短进行治疗，但由于存在其他影响因素，她和她的家人没有看到立竿见影的效果。语音治疗师和其他医疗专业人员的持续干预帮助这个家庭找到了有助于 Brittany 养成良好的进食习惯和提高发音技能的答案。这个病例为我们在本节接下来所讨论的内容奠定了基础，包括语音纠正训练在舌系带过短松解过程中的作用，以及代偿性方法和影响因素的存在。

术前术后的语音纠正训练

出于多种原因，舌系带矫正术前后的语音纠正训练很重要。手术前的语音纠正训练可以帮助孩子和家人为手术和术后护理做好准备。父母和孩子有机会练习所有规定的伸舌训练，以便在口腔出现伤口之前就熟悉并适应治疗过程。在未按规定参与术后护理的儿童中，舌系带重新附着导致舌活动受限是很常见的，因此术前训练可以减少舌系带重新附着的情况。

语音治疗师应该参与孩子的治疗，并在手术后给予适当的训练建议。患有轻度语音障碍的儿童可能只需要几次训练即可纠正发音错误。然而，受限舌系带的存在可能会产生其他需要通过语音纠正训练来解决的问题。这些儿童除了语音障碍外，还经常出现口腔运动或进食障碍。松解舌系带后，通过语音纠正训练可以更好地减轻口腔运动和语音障碍。但要记住，虽然松解舌系带并不能完全治愈孩子的症状，但它是改善发音的重要一步。

结论

舌系带过短会导致语言延迟和语音障碍。根据舌系带过短被发现和被治疗时的不同年龄特点，儿童会出现不同程度的语音障碍症状。一些儿童可能只存在轻微或不存在与语音产生相关的症状，此时他们可能会通过低效的发音方式来弥补这些障碍。这些由舌系带过短引起的代偿和结构变化，如上腭过高或过窄、舌休息姿势不佳等，都可能会导致颈部和背部紧张、颞下颌关节紊乱和频繁的鼻窦感染等问题。不能因为孩子没有语音障碍或进食问题，其舌系带过短就不需要行手术矫正。父母应该与舌系带矫正手术医生、语音治疗师及其他团队成员密切合作，为孩子制订最佳治疗方案。无论术后是否观察到症状改善，请记住其他因素也可能导致持续的语音障碍或进食问题。与语音治疗师和其他相关团队成员进行沟通可以帮助确保通过语音治疗或其他需要的治疗使问题都得以解决。

(Lauren Hughes, MS, CCC-SLP)

第 3 节　相关研究

哺乳是至关重要的，松解过短的舌系带会对哺乳产生积极的影响，但当婴儿在舌系带未被矫正的情况下长大时，可能会出现一系列其他问题。我们需要结合相关研究结果来为这些年龄较大的儿童制订临床治疗方案。目前关于舌系带过短与进食的研究很少，但幸运的是，已有关于舌系带过短与发音的同行评议文章发表。

Messner 和 Lalakea（2002 年）

Messner 和 Lalakea 对 30 例舌系带过短患儿（1～12 岁）进行了一项前瞻性研究，观察他们在舌系带矫正术后的改变[65]。这项研究虽然包含了语音评估，但并不完善。孩子们被告知在手术后进行为期一个月的舌运动练习。值得注意的是，30 例研究对象中有 26 例是在全身麻醉下接受的治疗，均无手术并发症发生。这项研究中还包括一个由 21 例患儿组成的子集，他们在手术前接受了正式的语音评估。其中，15 例患儿（71%）被语音治疗师发

> 舌系带矫正术后，舌的活动度和发音清晰度显著提高，而且这是一个风险很小的小手术。

现存在由于舌活动能力下降而导致的发音错误。他们的语音治疗师（12 位不同的诊断医生）在手术前后对 15 例患儿进行了评估，其中有 11 例在手术前有异常发音。这 11 例患儿中有 9 例在手术后发音问题有所好转，成功率为 82%。另外 2 例患儿的舌活动度虽有所改善，但其发音仍然很难改善。然而，这 2 例患儿中有 1 例非常年幼，难以评估。家长们也注意到了孩子手术前后的发音有差异（P < 0.01），他们对舌系带矫正术总体上感到非常满意。作者在文章中提出了一些值得分享的观点：

> 在判断孩子是否需要行舌系带矫正术时，伸舌长度并不是最好的标准。

> 舌与切牙切缘间的距离（张口时舌的抬高高度）是比伸舌长度更好的舌受限测试指标。

> 舌系带矫正术可显著提高舌的活动度和发音清晰度，而且这是一个风险很小的

小手术[65]。

> 受影响的发音包括 T 音、D 音、Z 音、S 音、TH 音、N 音和 L 音。

> 很难知道哪些有舌系带过短的孩子会出现发音障碍。

这些发现和建议应被用于临床实践中。当人们说舌系带过短不会影响说话时，他们真正应该说的是舌系带并不总是影响说话的清晰度。我们见过舌系带连接到舌尖的患者，但他们的发音却很完美。然而，他们仍然难以快速地、大声地说话，或者在说话时容易感到疲劳，因为他们必须付出巨大的努力才能把话说清楚，就像双腿被捆上橡皮筋走路一样。这是可以做到的，但需要付出更多的努力。

有些孩子看起来似乎有舌系带过短的问题，但说话却完全没有问题。因此，在这种情况下，如果对发音、进食和睡眠问题进行调查，不会发现任何问题，那么就没有必要对他们进行舌系带过短矫正。正如我们一直说的，"如果它没有问题，就不要修复它！"但是对于有发音问题的儿童，特别是那些有口气的儿童，以及有哺乳问题史和进食问题史的儿童，舌系带过短应位于鉴别诊断列表的首位。隐匿的后段或黏膜下舌系带过短可能是罪魁祸首。这篇文章提到，作者计划设立一个非手术对照组，但事实上所有的父母都强烈希望他们的孩子立即接受手术，而不是等到以后再行手术。文中提到的一个可能错误的结论是与言语迟缓有关。文章指出，舌系带过短不会导致言语迟缓；然而，这项研究并不是为了说明言语迟缓问题，所以这一说法是没有依据的。在有言语迟缓和舌系带过短（通常是后者）的儿童中，我们注意到，一旦过短的舌系带被松解，许多患儿在当天或随后的几天内就开始更多地咿呀学语和说话！虽然目前还没有文献支持这一观点，但常识表明，发音有困难的儿童很可能不愿意开口说话。

Ito 等人（2015 年）

这篇文章来自一个日本研究小组，描述了 5 名 3 至 8 岁的儿童分别在术后 1 个月、3 个月和 1~2 年接受 50 张日语图片的发音测试，并由语音治疗师进行评分[66]。他们注意到，孩子们在说话时存在语音替换（用另一个声音代替正确的声音）、语音省略（在一个单词中省略一个声音）和语音失真（口齿不清、含糊不清等），大多数问题出在 S 音、T 音、D 音和 R 音的发音上。4 名患儿在全麻下接受舌

系带矫正术治疗，1 例在门诊进行。4 名患儿在术前共使用了 19 次语音替换，术后
1 个月降至 10 次，术后 3 ~ 4 个月降至 7 次，术后 1 ~ 2 年仅有 1 名患者使用了
1 次语音替换。术前 5 次语音省略在术后 1 个月降至 3 次，术后 3 ~ 4 个月降至 2
次，术后 1 ~ 2 年仅有 1 名患儿发生语音省略 1 次。这些都是非常重要的发现。手
术前在 5 名患儿中观察到 13 处语音失真，在术后 3 ~ 4 个月时减少到 8 处，但在
术后 1 ~ 2 年时又增加到 9 处。在第一次随访中发现，语音失真的增加全部来自
5 名患儿中的 1 人。所有其他患儿（80%）语音失真都减少了。这项研究使用了一
种标准化的发音测试，能够区分手术前后孩子的发音。他们注意到，在手术后，语
音替换和语音省略相对较早地得到了改善。他们推断，比语音替换和语音省略更次
要的语音失真需要更长的时间才能得到改善，但这一发现是基于 1 名患儿的语音失
真在术后变得更糟而得出的。事实上，舌系带过短矫正术看起来是有益的，并且发
音确实得到了改善，但是正如所有孩子都是不同的个体，手术对每个孩子的帮助程
度也不一样。

Walls 等人（2014 年）

　　Walls 等人选取了一部分 3 岁儿童的住院记录进行研究，以此探究出生时伴有
舌系带过短并通过系带矫正术治疗的儿童是否比从未接受过舌系带治疗的儿童有更
好的语言能力[67]。这项研究试图回答这样一个问题："剪断婴儿的舌系带是否有助
于他们将来更好地说话？"手术干预组由 71 名出生后不久就在医院进行舌系带矫正
术或舌系带剪断术的儿童组成，第二组由 15 名有舌系带过短但未进行舌系带矫正
术的儿童组成，第三组由 18 名没有舌系带过短的儿童组成。这项比较研究结果表
明，在 3 年后那些在出生时就进行过系带矫正的儿童与未进行过系带矫正的儿童相
比具有更好的发音表现。那些行舌系带过短矫正的儿童与没有舌系带过短的儿童有
相同的发音表现。此外，没有进行舌系带过短松解的儿童在用舌清洁牙齿、舔唇外
侧和吃冰淇淋方面更加困难。

Dollberg 等人（2011 年）

　　该研究试图回答与上一研究相同的问题，方法是将在婴儿早期接受过舌系带过

短治疗的儿童（8 名儿童）、未接受过舌系带过短治疗的儿童（7 名儿童）和对照组中无舌系带过短病史的儿童（8 名儿童）进行比较[68]。他们发现，在婴儿时期接受舌系带矫正术或剪断术治疗的儿童比那些没有进行过舌系带过短治疗的儿童犯的语言错误更少。然而，接受过舌系带过短矫正的那组儿童仍然比没有舌系带过短的那组儿童出错更多。与对照组及婴儿时期即进行过舌系带过短矫正的一组儿童相比，未进行过舌系带过短矫正的儿童在移动舌时更困难。此外，为什么进行过舌系带过短矫正的孩子仍然会出现语音错误呢？作者假设，这些儿童的舌系带切开或"剪开"的深度可能不充分，因此，这些儿童仍然有残余的舌运动受限，从而干扰了他们的发音。很有可能，解除组织受限技术的可变性干扰了此项研究中的数据。婴儿和年龄较大的儿童在老式的舌系带修剪术后仍然存在语音问题并不罕见，因为他们的舌系带松解得还不够。当发生这种情况时，通常需要进行第二次手术。这项研究使用的样本量很小，Walls 2014 年的研究可能会取代这一研究；然而，为了完整性，纳入这项研究是有帮助的，因为这两项研究为这一领域未来的研究铺平了道路。因为这些是回顾性研究，并且一些儿童因为各种与研究无关的原因而没有接受治疗，所以收集这些数据并不存在伦理问题。

Baxter 和 Hughes（2018 年）

在第 3 章第 6 节中作者以照片形式展现的一系列病例展示了舌系带过短松解后 5 名儿童的发音问题和进食问题改善情况[61]。作者们提出了一种转变的思维模式，即舌系带过短是"涵盖一个范围或系统的疾病状态，而不是一个单一的疾病状态"。如果潜在的症状和临床病史表明可能存在舌活动受限，那么就应排除所有类型的限制。最初的症状可能会有误导性，因为一些组织纤维可能隐藏在舌表面之下，需要进一步研究。这一系列病例是将舌系带过短与儿童言语迟缓联系起来的开端。其中的两名年龄较小的儿童（34 个月大和 17 个月大）除了有语言障碍和进食问题外，还有严重的语言发育迟缓问题。年龄较大的患儿在舌系带过短矫正术后立即说出了新的单词和组合单词。在手术后的当天，较小患儿会说的词汇数量就增加了一倍，她的舌自由后，她立即说了四个新词：bubba, pawpaw, juice, hot。

舌系带过短"应该被理解为一系列的限制"。

值得注意的是，她喝液体时也不再容易发生呛咳和反流，从而无须进行进一步的医学检查以确定吞咽困难的原因。这篇文章还强调了团队方法的重要性，

舌系带过短矫正术是语言治疗的辅助治疗手段，而不是替代治疗手段。

认为舌系带过短矫正术是语言治疗的辅助治疗手段，而不是替代治疗手段。

以上研究表明，松解婴儿过短的舌系带可以帮助孩子在未来形成正常的语言能力——事实上，这是一个简单的物理学概念。如果一个人的嘴被缝住了，那么他说话和吃饭都会有困难。同样地，如果外科医生把一个人的舌缝到他的口腔底部，他说话就会有困难（把舌压低说话可以有效地模拟舌系带过短！）。被束缚的舌被松解后，说话和进食能力都得到了改善，这怎么可能令人惊讶或有争议呢？不幸的是，Webb 在 2013 年对这一领域的系统综述中声称："没有强有力的证据表明舌系带过短会导致语言问题。"[69] 遗憾的是，由于这一领域缺乏同行评议的期刊文章，作者得出的结论认为，说话受到舌系带过短的影响的常识性观点是没有价值的。Webb 声称，当舌尖处于低位而不是在正常的高位位置时，可以发出某些声音，如 L 音或 TH 音，但异常的舌位置会导致孩子不正确的发音，并促进他们在没有意识到对说话的影响的情况下进行代偿。清晰发音只是语言的一种衡量标准，即使孩子能发出 L 音，也不意味着在正常的连读音节中，孩子就能正确地发出这个音。当我有一次试着要一个加了"light"酱汁的三明治，却收到一个加了"white"酱汁的三明治时，我第一次意识到了这一点，因为我用嘴后部发出的 L 音对服务员来说听起来像是 W 音。我仍然在想一个问题，为什么每一个 L 音我都发音正确，但有时候"Siri"仍然会对我发出的一些 L 音产生误解。

目前还缺乏相关研究，但这并不能证明在婴儿期或儿童期松解过短的舌系带后，孩子的语言能力不会受到影响或不会得到改善。语言治疗师、儿科医生和其他医疗保健专业人员意识到松解过短的舌系带对儿童语言的影响只是时间问题。一旦他们的舌自由了，孩子们就可以迅速提高他们的语言能力。舌系带矫正术并不神奇，发音改善也不总是立竿见影（尽管它们可以），但是松解过短的舌系带有助于正确的语言发展。这是一个医学上必要的手术，有可能大大减少治疗时间并改善许多儿童的治疗结果和生活质量。

（杨国均　译）

第 **5** 章 其他与舌系带过短相关的问题

　　除了影响哺乳、进食和发音外，舌的运动受限还会影响人体的其他许多方面。其中一些受影响的功能比我们经常提到的诸如无法舔冰淇淋、无法演奏管乐器或无法进行法式接吻要重要得多[70~72]，尽管这些事情也很重要！事实上，许多看似无关的问题，例如扁桃体和腺样体肥大、多发性耳部感染、睡眠呼吸障碍、口腔发育异常、头颈疼痛等，都可能是由舌系带异常引起的。直到最近，这些头颈部问题与舌系带之间的潜在联系才逐渐明晰，因此该领域的相关研究才刚刚开始。了解这些相关性有助于父母和监护人对孩子生长发育中出现的相关问题产生警觉。一旦出现异常，早期干预将有助于减少这些孩子在日后接受大型颌面部矫形手术的必要性。此外，一系列其他相关问题，例如哺乳问题、进食问题、语言问题，以及头颈部疼痛、睡眠不足和亟须矫治的牙列不齐，都可以在影响儿童（或成人）生活质量之前被治愈。

第 1 节　口呼吸、咽鼓管开放异常与舌系带过短

　　许多舌系带过短的孩子都伴有口呼吸现象。众所周知，作为一种病理性呼吸方式，口呼吸会带来一系列继发症状。口呼吸会导致患儿长时间处于开口姿势，从而影响其面部的正常发育，最终可能发育为长脸型[73, 74]。当舌在放松状态下无法处于口腔顶部或者说上腭位置时，将继发引起吞咽功能受损，最终导致上腭无法正常发育，上颌弓将发育成"V"形而非正常的"U"形。而上述现象的根本原因往往就在于舌系带过短[75]。总而言之，相较于正常的鼻呼吸来说，舌位过低往往会诱

发口呼吸。

当幼儿接受舌系带矫正术后，舌在放松状态下会自动处于一个更高的贴近上腭的位置，在这种情况下，口呼吸可能无需额外治疗就会自动消失。当幼儿转变为鼻呼吸后，他们能睡得更好，醒来时也会感觉更加轻松。而对于年龄较大的儿童或成人来说，仅接受舌系带矫正术往往无法完全纠正长时间形成的口呼吸习惯及其他相关代偿，在这种情况下，肌功能训练将有助于恢复正常的舌位。当上腭发育受限时，孩子可能需要戴矫治器甚至拔除恒牙（通常是前磨牙）来弥补因上颌发育不全而导致的空间不足。当母乳喂养困难而选择使用奶瓶喂养代替时，问题将变得更加复杂，因为奶瓶喂养会干扰上腭的正常发育[76]。许多婴儿在出生时就表现为上腭高拱，这是其在子宫内吞咽（早在 20 周开始）时，由于过紧的舌系带导致舌运动受限所引起的临床表现。现代过于精细的饮食结构也与颌弓狭窄有着密切联系，但这个问题不属于本书的讨论范围（有兴趣的读者可以参考 Dr.Steven Lin 的著作《口腔健康与饮食》了解更多）[77]。

舌系带过短会干扰舌中部和后部的正常抬起，最终导致上颌发育异常。

当肌肉与骨骼相互对抗时，肌肉总会胜出。舌肌是一块十分强大的肌肉，其可以引导腭骨以及口腔内其他相关骨性结构的发育[78]。当牙齿萌出后，舌肌也会协助牙齿排列到一个理想的位置。最终，牙齿将处于唇颊肌及舌肌之间的一个“中性区”。非常柔和的正畸力也足以引起牙槽骨改建和牙齿移动。因而当舌位不理想时，舌肌在休息状态下产生的力量就足以导致错𬌗畸形。

幼儿阶段养成的一些不良习惯也可能导致不良的咬合问题以及不理想的口腔功能和面形改变。常见的表现为上腭过窄且矢状向发育受限，正如发生在我身上的情况一样。因此，在我的孩童期，我不得不首先佩戴上腭扩弓器，然后是三套矫治器，最终还接受了正颌手术，使我的上下颌重新进行了定位。

舌系带过短是颌骨发育异常或正颌手术的原因吗？答案是否定的。但毫无疑问，舌系带过短会导致舌位异常、口呼吸以及异常的颌骨发育。此外，异常的吞咽功能、不良的口腔习惯以及非理想的口腔功能代偿均会导致颞下颌关节功能障碍和颅面疼痛综合征，而这些症状可能会从患者的青春期开始一直持续到成年。

口呼吸可以由多种因素引起，其中舌系带过短应当被认为是一个潜在的容易被忽视的原因。正常情况下，我们应该使用鼻腔而非口腔进行呼吸。口呼吸会导致一系列问题，包括缺氧、嗅觉减退甚至嗅觉丧失，以及婴儿吮乳和儿童进食困难。口呼吸还会给上颌骨造成压力，导致肌肉功能异常，最终导致骨骼发育畸形[79]。毫无疑问，氧气是我们身体所需要的最重要的营养素，而长期缺氧会导致全身性的慢性炎症[80]。因而，过敏和哮喘也会因长期口呼吸而持续恶化[81]。此外，昼夜持续性的口呼吸还与儿童湿疹或特应性皮炎密切相关[82]。

一个全新的口腔医学领域正专注于气道以及患者的全身健康，而不仅仅是治疗牙齿。气道正畸学不仅仅从美观或口腔功能的角度来评判错𬌗畸形。这些医师还希望在为人们提供更佳美观的牙齿的同时扩大气道，并由此让他们体验到适宜的肌肉张力、气流流向和生长发育所带来的好处。他们主要是通过帮助患者建立诸如鼻呼吸以及正确的舌（唇）休息位姿势等良好习惯来实现上述目的。[83]

不良呼吸习惯会对全身健康造成影响，但这与扁桃体、腺样体和咽鼓管有什么关系呢？

上腭是鼻腔的底部，如果由于舌系带过短或腭穹窿高拱造成鼻腔底部狭窄，鼻中隔很可能会出现偏移，从而导致气道减小，并影响鼻腔内的通气量。当鼻腔通气困难时，婴幼儿不得不开始口呼吸。若不进行相关干预，这种口呼吸的模式将伴随患者的整个童年并在其成年后继续存在。一个典型的口呼吸患者面容出现在电影《拿破仑炸药》中，这位主角有一张拉长的脸，永远无法闭紧的嘴唇以及呼吸时大张的口腔。此外，如果患者的鼻腔通气量或气流方向出现异常，则可能对腺样体和扁桃体造成继发的微创伤，从而导致这些组织的炎症增加[84]。微创伤和炎症将导致腺样体和扁桃体增生，随后进一步阻塞气道，干扰正常的通气。这样的恶性循环会加剧腺样体和扁桃体的炎症，直到它们严重阻塞气道，最终被建议摘除。根据耳鼻喉科医生的说法，对于因睡眠原因和张口呼吸而摘除扁桃体的儿童而言，其根本原因为扁桃体感染。事实上，许多漏诊的舌系带过短儿童也都有扁桃体或腺样体摘除病史。尽管目前还未见舌系带过短患儿接受扁桃体或腺样体摘除术的相关报道，但在临床上这种情况非常普遍。

当腺样体增生肥大后，它们可以堵塞咽鼓管咽口。舌系带过短的儿童也会出现吞咽功能障碍和舌

当舌上抬受限或吞咽异常时，咽鼓管无法正常开放以平衡中耳内外气压。

运动受限。这也许是由常见的前舌系带过短或较为隐蔽的后舌系带过短所引起的。当吞咽异常或舌上抬受限时，咽鼓管无法正常打开以平衡耳内外气压。打开咽鼓管的主要肌肉是腭帆张肌，该肌肉很难在吞咽异常时正常行使打开咽鼓管的功能[85]。正常情况下，在加压飞机中或在高楼的电梯中嚼泡泡糖、打哈欠或吞咽都可以打开咽鼓管，从而平衡耳内外的压力。然而，舌系带过短的孩子却往往难以打开咽鼓管，并常患有慢性复发性耳部感染，不得不频繁使用抗生素。抗生素会对肠道微生物群和肠道健康产生负面影响，并增加个体或人群的抗生素耐药性。奶瓶喂养也对正常的咽鼓管功能有不利影响。当奶嘴等异物插入婴儿口腔时，舌会被限制在一个非自然的位置[85]。如果舌在上抬的过程中被人工奶嘴推回，则舌可能会堵塞咽鼓管[85]。吮指和安抚奶嘴会导致相同的舌姿势。此外，如果幼儿存在舌系带过短，那么他在睡眠时舌将后坠从而阻塞气道；若舌阻挡了咽后部，那么它可能会导致不同程度的气道阻塞和睡眠呼吸障碍（详见第 5 章第 2 节）。因此，美国家庭医师学会和美国儿科学会都建议在幼儿 6 到 10 个月大的时候停止使用安抚奶嘴，以降低耳部感染的发生风险[86]。

> 如果幼儿存在舌系带过短，那么在睡眠状态下舌将后坠从而阻塞气道。

一些前来接受舌系带评估的儿童有多达 40 次耳部感染史和 3 套耳内通气管。尽管并非所有舌系带过短的儿童都有耳部感染或扁桃体、腺样体肿大的表现，但其发生率很高。扁桃体切除术、腺样体切除术和耳内置管会给患者和家庭带来身体和情感上的痛苦以及经济上的压力。对于任何年龄段的患者来说，扁桃体切除术后的恢复期都非常难受。并且，所有这些手术都必须在全身麻醉下进行。然而，目前全身麻醉对发育中的大脑是否具备某些未知风险仍不明确。因此，在出生时审慎评估婴儿的舌系带状况是十分有必要的。许多导致高医疗保健成本的发育和功能异常可以通过成功的舌系带矫正术来预防。

第 2 节　睡眠和气道问题

美国疾控中心的数据显示，美国人正面临一场广泛的睡眠问题。35% 的成年人表示他们每晚的睡眠时间不超过 7 h [87]。很多人在睡眠过程中都经历

> 如果舌被过短的舌系带所干扰，幼儿在睡眠时舌将会后坠，造成气道阻塞。

过呼吸暂停、呼吸不足、上呼吸道阻塞综合征，甚至是打鼾。这些各式各样的疾病表型通常与上呼吸道的解剖结构和功能密切相关。在以前，我们认为打鼾仅仅是一个稍显烦人的小问题，甚至会觉得打鼾的幼儿非常可爱。但现在我们发现，打鼾是一个巨大的危险信号，表明此人的睡眠可能有严重问题。磨牙症或者说夜间磨牙也可能与睡眠呼吸障碍和睡眠呼吸暂停有关。曾有人认为磨牙与压力有关（当然可能也确实如此），但儿童和成人的夜间磨牙还可能是气道阻塞造成的。当一个人睡觉时，若其气道过于狭窄，口腔和喉部的肌肉都有可能会导致舌阻塞气道。咽后部空间不足的常见原因是肥胖和气道狭窄（后者可以是舌系带过短或现代过于精细的饮食结构所导致的）。当呼吸受阻时，患者的血氧饱和度会降低，这会驱使患者前伸下颌和通过夜磨牙来试图打开气道 [88, 89]。

> 当呼吸受阻时，患者会通过前伸下颌和夜磨牙来试图打开气道。

科学家们现在已经明了了，在睡眠期间大脑会努力巩固记忆并进行自我修复。如果一个人由于低氧激活了身体防御机制，从而在整夜经常醒来呼吸，那他的睡眠质量一定十分糟糕。

在决定是睡觉还是生存时，脑干会选择唤醒人以维持呼吸。但问题是，如果一个人未完全醒来，他们不会意识到自己已经被唤醒。有时，这些被称为"微觉醒"的事件在 1 h 内就会发生多次，使人始终无法进入深度睡眠。如果没有进行睡眠测试，我们可能根本不会意识到这种现象正在发生。

儿童的睡眠呼吸障碍会导致白天过度嗜睡，以及类似注意力缺陷障碍（attention deficit disorder, ADD）和注意力缺陷多动障碍（attention deficit hyperactivity disorder, ADHD）症状的出现。据报道，患有打鼾和注意力缺陷障碍的儿童中有 81%

的人可以通过睡眠治疗来消除症状[90]。一项最新研究发现，相较于正常的儿童，4 ~ 5 岁、有注意力缺陷多动症的儿童更有可能患有因腺样体肥大所导致的睡眠障碍。而年龄更大一些的儿童，比如 6 ~ 11 岁、有注意力缺陷多动症和睡眠障碍的孩子，往往患有扁桃体肥大，因为这个年龄阶段的儿童在正常情况下腺样体应该已经开始萎缩退化[91]。该研究还指出扁桃体肿大越严重，睡眠问题就越严重，多动症的相关表现也越明显[91]。睡眠呼吸暂停引起的反复缺氧和低血氧会影响大脑功能，反复觉醒也会干扰人体正常的睡眠休息。研究人员还指出，患有多动症的儿童入睡较晚，入睡时间长且入睡困难，并且由于缺乏优质睡眠而容易出现更多的情绪问题和认知障碍[91]。此外，最新的研究还表明，患有睡眠呼吸暂停的儿童由于神经元发育延迟或神经元受损，大脑中的灰质明显减少[92, 93]。在理想情况下，接受注意力缺陷障碍药物治疗之前，儿童应该至少要接受睡眠问题筛查（经过验证的简单的问卷）和睡眠评估。事实上，优质睡眠比我们之前所认为的要重要得多。

舌系带过短会对睡眠产生怎样的影响呢？正如我们之前所提到的那样，过短的舌系带以及过低的舌位会导致口呼吸。而口呼吸会导致大脑无法进入深度睡眠；因此，使用口呼吸的患者在起床时往往会觉得昏昏沉沉。尽管睡眠时间足够长，但很多人仍没有获得他们所需要的理想睡眠质量。由上呼吸道阻力引起的打鼾可被认为是阻塞性睡眠呼吸暂停或睡眠呼吸障碍的警钟。婴儿时期的舌系带矫正术与护理相结合，可以帮助婴儿获得宽阔平坦的上腭和发达的鼻道及鼻窦，从而避免打鼾及口呼吸现象的出现。当舌系带过短时，婴儿的口腔无法理想地生长发育[3]。当颌弓狭窄时，舌被向后推挤到咽喉部。事实上，舌在放松状态下应该位于上腭的位置，从而有助于上腭的横向生长扩大上腭。当上腭狭窄而下颌后缩时，下颌就会占据气道的位置。此时，舌只能后缩，最终将会造成气道的部分阻塞。最近的一项研究表明，硬腭狭窄、软腭伸长均与舌系带过短有显著相关性。[64]在接受舌系带矫正术后，孩子们的深睡眠时间更长、更合理，打鼾更少，睡眠中的肢体运动更少，并且早上醒来后感觉更有精神。通常他们能更好地集中注意力，多动症的症状也有明显好转。这样一条细小的系带居然可以对人体的生理和生活质量产生如此巨大的影响，实属令人着迷。

> 尽管睡眠时间足够长，但很多人仍没有获得他们所需要的理想睡眠质量。

　　上腭狭窄会导致鼻腔内气道容积的减少，随着气道容积的减少，气流阻力将会呈四次方的比值增加。换句话说，当气道容积减小一半时，要获得同样的通气量要比正常时困难 16 倍。好消息是，通过使用像正畸上颌扩弓器这样简单的装置可以增加鼻腔容积，而且这种变化似乎是永久性的。它可以降低气道阻力，使孩子更容易用鼻呼吸[94]。扁桃体摘除术和腺样体摘除术结合上颌扩弓似乎有助于减少阻塞性睡眠呼吸暂停和睡眠呼吸障碍。并且，这三项措施的益处是可以相互叠加的。而这些措施的实施顺序似乎并不会对最终的治疗效果产生明显的影响[95]。

　　有时，舌系带矫正术与上颌扩弓或是其他促进颌骨发育的措施联合运用也有助于改善儿童的通气状况，尽管关于这些措施减轻阻塞性睡眠呼吸暂停或睡眠呼吸障碍的相关研究仍旧缺乏。然而，轶事和经验证据也表明这种方法是有效的。通过恢复舌的自由活动度以及上颌扩弓可以让舌远离气道并停留在上腭位置，这有助于增加鼻腔容积（减少气流阻力），从而让儿童可以通过鼻进行呼吸。鼻呼吸可以减轻口呼吸引起的扁桃体和腺样体微创伤，可能会使扁桃体和腺样体缩小，并且在某些情况下避免了摘除手术。

　　尿床是儿童的常见问题，并且难以纠正。很多时候，尿床是由于缺乏深度睡眠所致。患睡眠呼吸障碍的儿童有频繁的觉醒或微觉醒，这会导致儿童有小便的冲动。睡眠呼吸障碍与夜间尿床也有关。最近的一项系统评价表明，当摘除扁桃体和腺样体后，超过 60% 的患儿尿床症状得到改善，50% 的患儿尿床症状完全消失[96]。在许多被尿床困扰的患儿中，简单的舌系带松解术（其概率低于扁桃体摘除术）可以让孩子达到更深层次的睡眠并停止尿床——而这一现象有时甚至在手术当晚就会发生。综上，摘除扁桃体和腺样体、应用上颌扩张装置以及实施舌系带松解术可以共同提高睡眠质量并延长深度睡眠时间。

第 3 节 舌系带过短引发的各种口腔问题

舌系带过短和唇系带过短还可能导致各个年龄阶段的儿童甚至成年人出现各种口腔问题。这些问题包括牙龈萎缩、牙齿出现难以清洁的区域、牙齿扭转或错𬌗畸形。如前所述，有些看似微不足道的问题（例如夜磨牙症）也可能是一些更深层次问题（例如睡眠障碍和气道受损）的表象。美国卫生部让公众意识到口腔是"全身健康和幸福的一面镜子"，并强调了口腔健康对身体其他部位健康所起到的重要作用[97]。随着研究的深入和临床知识的积累，这一说法的证据比以往任何时候都更加充分。本节将通过一个例子对这一说法进行深入探讨，因为有许多看似不相关的问题都被这根"细小的舌系带"所影响。

唇系带和牙间隙

第一个也是最明显的与栓系口腔组织有关的牙齿问题是牙间隙的出现，在本节中是指由唇系带造成的前牙间隙。上唇系带会导致上前牙之间出现间隙，舌系带会导致下前牙（下中切牙）之间出现间隙。前牙间隙通常具有遗传倾向，因为唇系带与显性基因相关而代代相传；而同样的唇系带结构问题往往会导致同样的牙间隙问题。

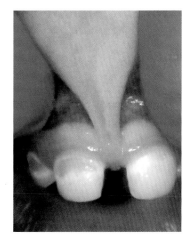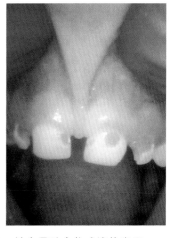

上唇系带过短会导致刷牙困难，并会导致食物或液体在牙面周围滞留，从而使孩子面临很高的患龋风险。

　　肥厚的唇系带还容易造成食物或牛奶滞留在唇和牙齿之间的盲袋内，导致从婴儿到青少年期间发生龋齿[53]。最初，龋齿会从靠近牙龈边缘的牙齿上的一条白线开始进展，然后逐渐变成白色斑块，随后牙釉质因脱钙而变软，最终釉质表面破裂、龋洞形成。当父母没有意识到孩子患有唇系带过短时，这种临床表现尤其常见。当刷上前牙时，若牙刷碰到了上唇系带，就会引起疼痛（这一现象常见于幼儿）。当父母试图翻起上唇帮助孩子刷牙时，紧绷的唇系带也会造成孩子的不适。无论哪种方式，对于上唇系带过短的幼儿，父母都很难帮助他们清洁牙面，再加上食物往往滞留在前牙邻近位置，所以孩子面临很高的患龋风险。

　　有时，医护人员会告诉父母不用担心上唇系带，因为孩子们很容易摔倒而引起系带撕裂，从而有效地给自己"进行系带矫正术"。虽然这个建议听起来似乎很有帮助，但如果这种情况真实发生，往往会伴有大量出血，会给父母和孩子带来痛苦，并且实际上牙间组织无法被完全去除，最终会导致系带矫正不充分而造成不良后果。不幸的是，这个建议也被用于指导舌系带矫正，据说孩子也可能因为跌倒造成舌系带撕裂（或者舌系带拉伸）。事实上，由于跌倒而造成舌系带撕裂几乎是不可能的，因为舌系带隐藏在牙齿后面。因此，建议父母通过不可预期的意外来治疗这两种口腔问题是毫无意义的。

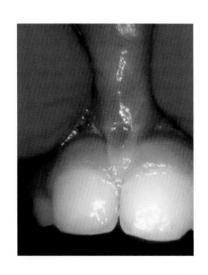

跌倒后上唇系带撕裂导致大量出血，但系带的松解并不充分。请注意，系带组织仍然附着于牙龈，而伤口会在几周内愈合。

　　如果孩子在 2 岁或 3 岁时有龋齿，治疗起来往往会非常困难。根据龋洞的大小和数量，孩子可能需要接受镇静麻醉甚至全身麻醉，以便口腔医生能够对这些患牙进行修复。因此，如果唇系带使刷牙变得困难，或者在这个特定区域有明显的刷牙不适，那么孩子最好接受唇系带矫正术。由于剪刀刀片的厚度和牙龈的厚度不匹配，使用剪刀完全松解唇系带几乎是不可能的。通过剪刀剪断系带可以松解一定的张力，但仍会留下一部分系带组织嵌于牙龈中，始终干扰牙间隙的关闭。相比之下，使用激光进行系带矫正可以在几秒钟内移除所有系带附着，整个操作过程几乎不会出血，患者也几乎不会有过多的不适。在所有可用于唇系带矫正手术的方法中，最新的激光技术最具优势。

　　许多孩子的前牙之间都存在间隙，那么是不是所有的系带都应该接受激光治疗呢？答案是否定的。实际上，乳牙之间均匀分布的间隙是正常的，因为它是恒牙萌出空间足够的指标，有助于预防恒牙拥挤。即使是仅在两颗乳中切牙之间的间隙通常也不需要额外治疗。由经验丰富的系带矫正专家进行相关的功能评估是十分有帮助的。如果侧切牙萌出后，中切牙之间仍有间隙，那么患儿就有充分的理由进行系带矫正手术。此外，如果过短的系带导致孩子刷牙困难或者食物容易滞留在嘴唇下，并且同时伴有很大的牙间隙，那么进行激光手术的好处往往是显著大于手术风险的。目前，需要在全麻状态下对孩子进行此项治疗或是用剪刀进行操作的情况已经非常罕见了。熟练的外科医生使用高质量的激光设备，只需大约 20 s 便可轻松完成系带矫正，并且可以将手术对孩子造成的不适和痛苦降到最低。通常情况下，如果孩子不满 18 个月且乳尖牙尚未萌出，那么在系带矫正术后的数周至数月内，牙间隙将明显缩小甚至完全消失。如果孩子超过 18 个月大，其唇系带过短仍然导致了诸如难以用勺子进食或难以发出特定音节等问题，那么他可以在之后的任何时间进行唇系带矫正术。另外，进行唇系带过短矫正术的理想时机是恒牙刚开始萌出时，此时进行矫正也将有助于牙间隙的关闭 [17]。在这个阶段，牙齿会发生生理性移动，一旦所有的恒牙都完全萌出，牙的生理性移动就会急剧减少，此时往往不得不借助矫治器来缩小牙间隙。因此，在恒牙萌出早期进行系带矫正术可以减少牙齿矫正的需求，尤其是针对牙间隙过大这一问题。对于年龄较大的孩子来说，用激光进行唇系带矫正是一个非常简单的过程，整个手术过程引起的不适感很小，而术后的不适可以用布洛芬或对乙酰氨基酚轻松控制。

> 通过实施系带矫正以期达到牙间隙的关闭的最佳时间是在 18 月龄之前，抑或是恒牙萌出初期。

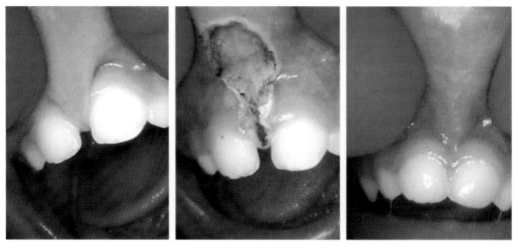

在乳尖牙萌出前进行唇系带矫正术可有效关闭乳中切牙间的明显间隙。

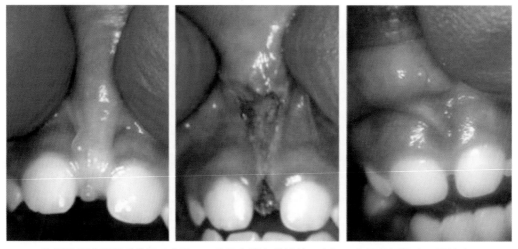

使用激光进行唇系带矫正术后，口腔卫生更容易维持，中切牙之间的间隙也明显缩小。

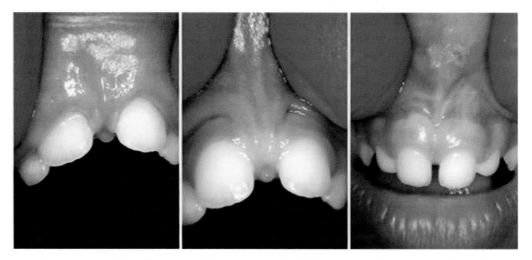

左图展示了肥厚的系带，正是因为它才引起了牙齿清洁困难。中图为系带矫正术前的口内照片。系带矫正术后六个月（右图），患者的上唇动度明显改善，刷牙更容易，牙间隙明显缩小，并且没有明显可见的瘢痕。当恒牙萌出时，剩余的间隙会完全关闭。

　　一些口腔医生可能更倾向于让父母等到孩子牙齿矫正结束后，再进行唇系带矫正术。事实上，这是源于 20 世纪初一位正畸医生的过时建议。被引用最多的需要在正畸治疗完成后再进行唇系带矫正术的原因来自于 Bishara 医生（1972 年）给出的建议，他当时宣称"在正畸治疗期间尽可能早地进行间隙关闭，然后再进行外科手术似乎更可取"[98]。但是，这个建议仅仅来源于他的个人观点而没有任何证据支持。他担心的是系带矫正术可能会导致瘢痕组织的形成从而干扰牙间隙的关闭。然而从那时起，我们观察到在进行系带矫正术后，牙齿会在数周到数月之间自行排列到一起，而无须正畸干预。最近，Kotlow 医师基于循证证据，从美国儿童口腔医学学会的治疗指南中删除了这条毫无帮助的建议——即需要等到恒牙萌出后再进行唇系带矫正术[17]。

　　有人也会担心唇系带矫正术会造成孩子"露龈笑"，但事实上没有任何理由去担心唇系带矫正术会导致原本没有"露龈笑"的孩子转变为"露龈笑"。唇系带矫正术不会改变孩子正常的唇部休息位置或微笑位置。相反，唇系带矫正术为上唇获得正常的动度和功能提供了更大的帮助，并且通常还有助于前牙间隙的自动关闭。

　　当上颌中切牙之间的间隙宽度≤2 mm 时，该间隙通常会自行关闭。在这种情况下，如果没有其他功能或口腔清洁方面的问题，父母可以选择继续观察。如果需要进行系带矫正术，通常选择在孩子 7 到 9 岁时进行，此时孩子的恒牙正开始萌出。事实上，这种情况下绝大多数患儿不需要手术干预，父母只需密切观察孩子的生长发育情况，除非有特殊变化。当然，每个病例都应单独评判，并根据当时最新的研究结论和临床建议来决定最佳方案。

磨牙症（夜磨牙）

　　以前业界多认为磨牙与孩子或父母的生活压力有关，压力越大，磨牙症就越严重。当然，这可能是真的，磨牙症有时确实是压力增加的结果。然而，

> 磨牙症可能是身体其他异常的警告信号。

磨牙症也可能是身体其他异常的警告信号。最新的观点认为，夜磨牙（对许多父母来说听起来像是指甲刮黑板时所发出的声音）实际上可能是睡眠呼吸障碍的迹象，这在前一章中已讨论过。究其原因，可能与舌系带过短有关，因为过短的舌系带会

将舌根向下牵拉，使舌无法稳定地靠近上腭。由于身体肌肉在睡眠时处在放松状态，舌会向后坠并阻塞气道，导致呼吸困难。有假说认为，大脑随后会促使磨牙症的发生，以此令儿童（或成人）通过磨牙前伸下颌，促进气道开放和呼吸顺畅，从而使儿童（或成人）进入浅睡眠状态。

牙龈退缩

舌系带过短的患者常伴有牙龈退缩的表现，而这一表现也可能发生在唇/颊系带过短的患者中。随着时间的推移，舌系带、唇系带、颊系带上强壮的肌肉会牵拉邻近的牙周组织并施加创伤力，导致牙龈退缩，留下暴露的牙根面。牙龈退缩常见于下切牙的舌侧面（由舌系带引起）、上下切牙唇侧面（由唇系带引起）以及尖牙或前磨牙颊侧面（由颊系带引起）。一旦系带被成功矫正，创伤力将大幅减小，退缩的牙龈组织有时会反弹修复从而减轻退缩程度，但往往不能完全恢复。此时，若采取十分轻柔的刷牙方式，牙龈退缩往往不会进一步发展。对患者来说，重要的是进行适当的局部拉伸，以维持创面分离，防止系带伤口重新形成紧密的附着。牙龈移植往往十分有必要，但如果在牙龈退缩的发生初期就进行理想的系带矫正术，那么通常可以避免进行牙龈移植。

龋齿

对于舌系带或唇系带过短的儿童和成人来说，其龋齿的患病率更高。正如前面所讨论的，唇动度受限会导致食物滞留在牙齿周围并使刷牙变得困难。舌有很多重要的功能，但除了形成食团外，其主要功能之一是清理口腔内残余的食糜并促进吞咽。有时，当儿童（或成人）舌系带过短时，我们经常会发现食物滞留在颊部和牙齿之间，这是因为舌的运动受到了限制，无法有效清洁后牙。通常，这些患者必须将手指伸到口中才能清除牙齿上的食物残渣；这种情况也被形容为"口腔厕所"。当这些患者接受了舌系带矫正术后，他们最先注意到的一件事就是他们的舌可以接触到后牙并能有效地清洁它们了！有时，食物也可能会粘在上腭上，人们不得不用手指将其取出。当人们在公共场所用餐时，这些动作可能会令人反感。

正畸和正颌手术

舌系带或唇系带过短的患者往往需要接受正畸治疗。正如前文所讨论的那样，系带过短会导致牙间隙，患儿不得不接受正畸治疗。此外，过短的系带还可能限制颌骨发育从而引起其他问题。

上下颌骨都可能会受到舌系带过短的影响，它可能会导致颌骨发育不良，造成牙齿拥挤，干扰上下颌正常咬合关系的形成，最终患者不得不接受正颌手术。不幸的是，我自己刚好经历了舌系带过短所造成的类似影响。由于过短的舌系带没有被正确诊治，当我的舌放松时它位于口腔底部而不是上腭的对应位置。舌的这种休息位抑制了我上颌骨的正常生长。我在 7 岁左右开始戴用矫治器和扩弓装置，并在11 到 13 岁再次进行了牙齿矫正，最后，我在高中毕业后接受了非常复杂且昂贵的正颌手术以及术后的牙齿矫正治疗。

正颌手术只能在下颌发育完成后进行，一般来说，女孩是在 16 岁左右，而男孩是在 18 岁左右。青少年时期人们会经历许多情绪和身体变化，而大量的手术和矫正治疗也会给他们带来巨大的社会心理挑战。除了会导致颌骨相关的问题外，颞下颌关节也可能因此受到影响，正如我所遇到的这样。18 岁时，我的颞下颌关节盘出现了退行性变化，因此在正颌手术期间，医师也对我的颞下颌关节实施了手术。而从那以后，我的关节就一直很僵硬。所有这些后遗症都可能并且确实是由舌系带过短所引起的。如果可以在出生时就对舌系带相关问题进行正确诊治，那么相关疾病的发病率就可能明显降低，医疗开支也会相应减少。即使直到幼童期才实施系带矫正术，往往也可以大幅降低后续进行正畸和正颌治疗的必要性。当系带矫正术与肌功能训练相结合时，其带来的好处会得到增强，因为后者有助于在口面部肌肉和舌肌之间重新建立适当的平衡。舌系带矫正术与肌功能训练相结合有助于预防二次正畸治疗，同时也可以对正颌病例产生相应的有利影响。

正畸治疗是利用口腔矫治器和正畸托槽对牙齿和颌骨的特定区域施加持续力，从而随着时间推移使牙齿产生移动。当舌肌与唇颊肌之间力量不平衡或由于颌骨发育不良造成牙列拥挤时，往往需要正畸治疗。大多数舌系带过短的婴儿在出生时就会表现出腭盖高拱，而这对牙齿或气道发育都有着不利影响。因为上腭是鼻腔的底部，这些孩子更容易出现鼻中隔偏曲、气道狭窄、鼻窦受损和鼻气道阻力增加等一系列问题，随后便出现口呼吸，从而进一步加剧上述问题。

　　婴儿高拱的上腭通常可以通过舌系带矫正术和适当的喂养方式进行矫正，使其从"V"形逐渐变为正常的"U"形。正如 Dr.Brian Palmer 的研究所示，使用奶瓶喂养无法达到同样的矫正效果[76]。"V"形上腭没有足够的牙弓长度来容纳所有的牙齿，最终会造成牙齿异位萌出、互相重叠，或者因为空间限制而完全不萌出（如埋伏的尖牙或智齿）。对于牙弓长度不足并且牙列拥挤的儿童，通常需要拔除前磨牙（双尖牙）来弥补牙量与骨量的不协调。拔牙会使气道问题变得更糟，并导致更多的呼吸问题。医师应当尽量避免拔除恒牙，因为较小的牙弓会诱发呼吸问题，最终造成体内氧气减少，这比直接排齐牙列的影响更加深远。在大多数情况下，扩弓装置和发育引导装置相较于拔牙更具备优势，因为大多数需要上颌扩弓的患者都伴有舌系带过短，大多数需要正颌手术的患者也可能伴有舌系带过短。牙齿矫正被认为是抚养孩子最昂贵的支出之一，许多家庭都无法负担牙齿矫正的费用。与食物、衣服和住宅相比，牙齿矫正被认为是一种奢侈消费。从预防相关疾病的发生以及避免后续昂贵的正畸和正颌手术的角度来看，舌系带矫正术是一件极具性价比并且能够提高生活质量的礼物。

第 4 节　其他与舌系带有关的问题

接下来我们要讨论的疾病相关性将非常新颖，以至于没有足够的证据来证明舌系带在这些疾病进程中所扮演的角色。终有一天这些观察到的现象可能会更好地被理解，但就目前而言，通过疏理许多患者的病史来寻找不同疾病之间的关联是一件很有趣的事情，而其中最大的关联就在于矫正舌系带过短后可以减轻这些患者的各种临床症状。

中线发育缺陷（或简称中线缺陷），是对发生在身体中线的先天性疾病的统称，常见的临床表现包括唇裂、腭裂、先天性心脏畸形、脊柱裂、骶骨凹陷、尿道下裂、肛门闭锁和脐膨出等[99]。唇系带、舌系带过短也被认为是中线缺陷。上述这些以及其他更多的先天性疾病都与唇系带、舌系带有关，那么，每个舌系带过短的孩子都有上述问题吗？当然不是。那有上述问题的孩子是否都有唇系带、舌系带过短呢？或许是的，这就是为什么需要由训练有素的专业人员对系带进行评估的原因。并非每个尿道下裂（尿道没有位于阴茎上的正常位置）的男孩都有舌系带过短的情况，但许多人已经注意到了这种联系，因此应对这些婴儿进行仔细的检查及评估。对于患有腭裂、骶骨凹陷和先天性心脏病的婴儿而言，这种联系似乎也同样存在。

有一种酶叫做亚甲基四氢叶酸还原酶（methylenetetrahydrofolate reductase, MTH-FR），这种酶与甲基化相关，它可以帮助身体处理毒素并修复 DNA。中线缺陷和舌系带过短或与编码该酶的基因发生变异或突变有关。这种关联并不是确定的，并不是每个 MTHFR 突变的患者都会表现出舌系带过短。但这是一个值得关注的复杂的交互关系。甲基化和 MTHFR 涉及 DNA 表达和表观遗传学，这是一个新兴且引人入胜的医学领域。即使 DNA 中的遗传物质是确定的，但该基因是否开启、开启的程度以及开启的时间却与表观遗传学或 DNA 之外的因素有关。事实上，你可以将你的唾液样本送去 DNA 测序公司进行测序，然后将测序结果上传到第三方网站从而明确你的 MTHFR 基因是否发生了突变。

两个常见的 MTHFR 基因突变位点是 A1298C 和 C677T，在某些国家或地区，高达 50% 的人在这两个基因位点存在突变。这些突变会导致 MTHFR 活性降低，从而影响正常的甲基化。一些专家认为，患有 MTHFR 突变的孕妇应该补充活性形式的叶酸而非普通叶酸，因为普通叶酸是一种合成物，它必须在体内经过多次代谢才能被身体利用。自 1992 年以来，美国一直建议所有孕妇服用叶酸，以降低婴儿出现诸如脊柱裂等神经管缺陷的风险。此外，叶酸也被添加到面包、谷类和其他谷物加工食品中。

若体内 MTHFR 活性降低，则身体难以将普通叶酸转化为活性形式的叶酸，而这些非活化的叶酸会阻止身体进一步摄取叶酸，最终可能会导致大量非活化的叶酸存留于血液中而造成叶酸缺乏。因此，补充叶酸更好的方式应该是摄入活性形式的叶酸（L-5-甲基叶酸，或者说 L-5-MTHF），这种形式的叶酸不需要身体额外的激活步骤。

而在一些研究中，补充叶酸已被证实会促进某些肿瘤细胞生长 [100]，从而增加癌症发病率 [101]，并且它也可以掩盖维生素 B_{12} 缺乏症 [102]。许多关于 MTHFR 与心脏缺陷、唐氏综合征和多动症之间的相关性研究目前尚无定论，甚至有些是相互矛盾的 [103]。MTHFR 与脊髓脊膜膨出和脊柱裂之间的联系似乎更大，但其具体作用仍然是不确定的。由于 MTHFR、叶酸、甲基化与神经嵴的闭合和细胞程序性死亡（细胞凋亡）密切相关，因此我们有理由相信，细胞迁移和神经外胚层凋亡异常所导致的舌系带过短也与这些因素有关。有文章曾提到细胞水平的叶酸缺乏是神经管缺陷的原因之一 [104]，当然这也可能是由于非活性叶酸摄入过量从而抑制了叶酸的正常激活。最有可能的是，MTHFR 对人体的调控只是冰山一角，人群中舌系带过短的发生率不断上升的机制实际上是非常复杂的。与大多数情况一样，不能简单地说"这个基因导致了舌系带过短"，或者说"我们早就明晰了这个问题"。

为什么舌系带过短的发生率不断上升？

舌系带过短的诊断率呈上升趋势，这可能是由多种因素造成的。最主要的原因可能是母乳喂养的增加，这使得人们对母婴护理问题的关注度上升以及对舌系带重要性的认知提高。因此，人们对治疗舌系带过短重新产生了兴趣，医疗技术的进步和激光的应用也让舌系带矫正变得更加简便。当需要在全麻下行舌系带矫正术和改用配方奶之间做出选择时，大多数母亲会选择改用配方奶。对于许多母亲来说，使用剪刀进行一个不充分的舌系带矫正手术不能解决孩子的问题，这就是激光手术为何如此受欢迎的原因。如果选项变为在诊室内使用激光进行快速微创的完成治疗或是放弃母乳喂养，许多母亲就会选择接受手术（更不用说舌系带矫正可能带来的其他健康益处）。事实上，仅仅转变到使用奶瓶和配方奶并不能有效地纠正舌系带过短。不仅如此，那些婴儿（及其家人）还需要和其他进食问题作斗争，婴儿可能会遭受可怕的胀气、胃肠绞痛和反流，以及进食时的窒息和呕吐。

目前临床对于舌系带过短的诊治程度还不如对自闭症的诊疗程度。根据美国疾控中心的数据，自闭症的诊断率已经从 2000 年的 1/150 上升到现在的 1/59 [105]，这种增长主要是源于人们对自闭症体征、症状以及其对生活质量的影响的认识增加了。同时，受该疾病影响的儿童数量也在增加。舌系带过短的诊断率增加也有着相同的原因，可能是诊疗意识提高和患病率增加的共同作用。

> 舌系带过短的诊断率增加，可能是诊疗意识提高和患病率增加的共同作用。

舌系带过短是可以遗传的。在许多家庭中，当一个孩子因为舌系带过短而出现了进食问题时，父母才会意识到他们的其他年龄较大的孩子可能也同样有舌系带过短的症状，而且这往往会在检查后得到证实。通常，当婴儿或儿童被诊断为舌系带过短时，父母一方甚至双方会意识到他们也有同样的功能问题和异常体征。经过检查，他们才意识到孩子存在舌运动受限（并且，在接受系带矫正术后，舌运动受限的症状会消失，表明这些问题和体征是由系带过短所引起的）。由于数十年来未被重视的舌系带过短以及显性基因对种群的影响日渐深远，舌系带过短的诊断率日渐增加。父亲或母亲可以将舌系带过短的基因遗传给他们所有或大部分孩子，从而产生复合效应。然而，另一个原因可能是现代环境和现代饮食结构所导致的表观遗传变化（环境会影响体内的基因表达）。我们正面临越来越多的新问题，这可能是由于我们暴露于不理想的环境因素中所造成的，例如接受子宫内超声检查的次数增加，室内活动时间增加，接触诸如草甘膦、毒素、阻燃剂等化学物质等，这些不理想的环境因素会导致自闭症、糖尿病、癌症、自身免疫性疾病以及舌系带过短等疾病发病率的增加。但科学家们现在才刚刚了解现代环境对我们身体的各种影响，因此这个领域还有待进一步研究。

系带异常所造成的社会和心理影响

看似无关紧要的舌系带过短可能会造成非常广泛的影响，包括心理问题和人际交往问题。在我接诊过的所有舌系带过短患儿中，那个舌系带最粗的患儿口内有许多龋齿，说话含糊不清，因此几乎不怎么说话，并且非常害羞。我猜想每次他说话的时候，总会有人问他"你在说什么？"甚至完全无法理解他吧，这让他越发内向，也就越发不愿意说话了。我们为他进行了舌系带矫正术。在完成手术几个月后，他的哥哥来到我们诊室进行常规的口腔保健。他哥哥告诉我们，他简直和以前判若两人了！现在的他变得很健谈，也更外向，说话也很清楚了。

一个有言语障碍的孩子一直都在努力让她的垒球队的朋友们理解自己。一个女孩在成长期间的社交互动可以真正改变她对自己一生的看法。她的父亲在她进行舌系带矫正术一个月后对我说，她的垒球教练注意到她变得更快乐，并且与其他孩子的互动更多了。他还注意到，她的朋友们也不再总是问她周围的成年人"她说了什么？"他说："毫不夸张地说，舌系带矫正改变了她的生活。"

最近，一位老奶奶讲述了 60 多年前，她班级里一个舌系带过短的男孩的故事。她说老师会要求他在全班面前讲话，期望通过让他多说话帮助他克服害羞；可悲的是，其他同学都对他很刻薄。虽然他很聪明，但他总是被大家嘲笑和排斥，仅仅因为他不能清晰地说话。当他十几岁的时候，他选择了自杀，原因在于舌系带过短导致了他说话困难并因此受到了不公正的对待。舌系带过短对儿童和成人造成的心理影响往往被严重低估，医师应当与患者及其父母充分沟通讨论舌系带矫正所带来的社会、心理方面的积极影响（以及不作为所导致的不利影响）。

孩子们会因为各种进食问题（如挑食、吃得慢、呕嘴或张口吃饭）、语言问题（如喃喃自语和所谓的婴儿语）以及由于害羞而受到责骂。正如我们之前所提到的那样，抑郁、注意力缺陷障碍、多动症和尿床等身心问题也可能与舌系带有关。这些问题甚至不包括与母亲哺乳相关的心理问题，当母亲不能正常哺乳或是在哺乳时被自己的孩子咬伤时，她会感到内疚，感觉自己是个失败者，这可能会导致反复出现产后抑郁症或创伤后应激障碍（post-traumatic stress disorder, PTSD）。在我们的诊室中，经常会有母亲崩溃大哭，她们会向我们描述她们的医疗保健人员都没有意识到这样的情况对她们和孩子产生了多么大的痛苦和困扰。当然，在这个过程中激素也发挥了相应的作用，但更关键的是，在喂养孩子的过程中，这些母亲日复一日地经历着挣扎和斗争，并持续数周甚至数月。严谨的医师应当仔细检查孩子舌系带的状况，评估其对患儿及其家长的心理影响，并在需要时进行治疗。对于医疗保健人员来说，如果仅仅因为婴儿体重增加而视而不见其他所有这些问题，从而得出"没有问题"或"一切都很好"的判断，坦率地说，这是一种渎职行为。

颈部紧张或疼痛

在成人甚至儿童中，限制性舌位会向上牵拉颈部的舌骨，并对颈部的所有结缔组织或筋膜施加压力，而这些结缔组织或筋膜贯穿全身。进行舌系带矫正后，颈部的紧张、疼痛和活动受限通常会有显著改善。物理治疗师和脊椎按摩师证实了这一点，他们的患者通常每周进行复诊，有时会持续多年，他们对舌系带矫正后患者身体状况的改善感到震惊。当我们为成年人进行舌系带矫正后，这些成年人反馈说他们不再需要扭转关节或脖子来放松紧张的肌肉组织。科学文献中是否有证据支持舌系带矫正有助于扭转关节呢？没有！因为没有人会花钱对扭转关节进行研究。然而，在我们的诊室中我们经常可以看到这方面的结果，全国其他地方的医师也观察到了类似的现象。同时，这些人还说，他们的焦虑感减轻了，似乎舌系带矫正减轻了他们的压力。颈部持续的紧张会辐射到全身，使人处于一种潜意识的压力状态，并通过交感神经系统激活战斗或逃跑反应。这种额外的肾上腺素和交感神经反应也会引起消化问题，例如难以治疗的肠应激综合征，同时还可能导致头痛、焦虑症甚至抑郁症。由此可预见，舌系带矫正后将会对个人的日常生活产生深远的影响。

是否所有的舌系带过短患者都有这些症状呢？当然不是，而且这些症状的表现形式也是多种多样的。有些人会有语言和进食问题，有些人则可能有牙齿问题、偏头痛甚至焦虑症，另一些人还会发生多种合并症状。那么接受舌系带矫正能否消除所有症状呢？舌系带矫正对很多症状的缓解大有帮助，但常常无法解决所有的问题。然而，有时它却可以缓解连患者自身都没有意识到的正在影响他们的问题，例如睡眠不佳。舌系带矫正手术风险很低，而且术后的疼痛也只会持续几天，因此，如果在合适的患者中进行舌系带矫正术，那么治疗的回报将远超风险。

第 5 节　肌功能治疗

你可能想知道，为何你从未听说过口面部肌功能治疗（orofacial myofunctional therapy, OMT）。实际上，不单是你，社会上绝大部分人都不了解这种神奇的疗法。目前，临床严重缺乏接受过良好教育的真正了解口面部肌功能障碍（orofacial myofunctional disorders, OMD）的医疗保健专员，对口面部肌功能障碍如何影响睡眠、呼吸、咀嚼、吞咽、生长发育、行为习惯、学习和语言的研究更是少之又少。此外，社会还严重缺乏合格且经验丰富的治疗师，因此我们鼓励有资格的专业人士寻求必要的教育和培训机会，以满足这一日益增长的社会需求。

医疗保健专员和家长对针对这些问题的整体解决方案越来越感兴趣。目前很少有专科院校会教授诊治这些疾病的基础知识，然而社会对口面部肌功能治疗的需求却日益增长。

专家们一致认为，早期治疗的花费最少，治疗效果也最好。家长们渴望获得相关信息，并且有时会对没能及早解决他们孩子的口面部肌功能障碍感到沮丧和失望。我们的目标是帮助父母识别口面部肌功能障碍，了解应当何时寻求帮助，并为他们提供相关资源，使父母能够就孩子的健康问题做出明智的决定。

肌功能治疗的历史：肌功能治疗是如何演变的？

口面部肌功能治疗可以追溯到 20 世纪初。1918 年，一篇著名的论文《促进面部肌肉发育的练习，同时增加其相应的肌功能》被公开发表[106]。论文作者是口腔医学博士 Alfred Paul Rodgers，文中描述了通过肌功能疗法和调整口腔中正确的舌位，以改善颌骨发育、鼻呼吸和面部外观。

在 20 世纪 60 年代，正畸医生 Walter Straub 开创了口面部肌功能训练，以帮助纠正患者的异常吞咽动作。从那个时候开始，人们对口面部肌功能治疗的兴趣日渐

注：本节选自 Paula Fabbie 与 Lorraine Frey 两位作者即将出版的著作——《口面部肌功能治疗的魔法：家长必备的信息、资源以及实践指南》。

增长。这是为什么呢？儿科睡眠专家通过循证研究作出了解释，口面部肌功能治疗对于促进儿童睡眠来说是一种可行的治疗选择，因此他们倡导并推进这项治疗。

在 2012 年完成的一项持续数年的大型研究中，流行病学家 Karen Bonuck 博士得出结论，在 6 个月至 7 岁的儿童中，打鼾、阻塞性睡眠呼吸暂停和口呼吸会导致神经行为异常，这将大大增加患儿患上多动症、人际交往障碍、易怒症或焦虑症等多种疾病的风险[107]。

美国斯坦福大学的 Camacho 等人 2015 年发表在《睡眠》杂志上的文章写道，在系统评价后可以得出结论：口面部肌功能治疗可改善约 50% 成人的睡眠呼吸暂停症状，改善约 62% 儿童的睡眠呼吸暂停症状。研究人员还发现肌功能治疗也可以辅助其他阻塞性睡眠呼吸暂停的治疗[108]。

口腔医生和正畸医生都知道口面部肌功能障碍的危害。口面部肌功能障碍包括吮手指、吮异物、咬指甲、舔嘴唇、咬唇、吐舌、下颌前伸过度、狼吞虎咽、张口咀嚼、吞咽异常、挑食厌食、咬紧牙、磨牙以及口呼吸等。

最新的研究证据表明，吐舌、非正常的吮吸以及不良的休息姿势对幼儿有着广泛的不良影响。儿科睡眠专家正在研究会对上呼吸道产生不良影响的面部与颌骨生长发育模式。而这些不正确的休息姿势和不良的口腔习惯刚好可能是睡眠呼吸障碍和阻塞性睡眠呼吸暂停发生的原因。根据儿科临床指南，儿童打鼾的问题必须尽快解决。出现上述症状的儿童通常有阻塞性睡眠呼吸暂停综合征和严重鼾症的家族史[109]。

《当代正畸学》一书的作者指出："由于儿童在乳牙列期生长迅速，因此在患者较小年龄时开展对异常颌骨的矫正或许更容易获得成功。如果在 4～6 岁的快速生长期进行相应治疗，颌骨异常可以在短时间内实现显著的改善。"Proffitt 等人在 2006 年发表的文章中有这样的结论："矫正效果稳定性的关键取决于消除口面部肌功能障碍，并且建立和谐的肌肉功能[110]。"

在综合评估阶段，口面部肌功能治疗师将在收集完全身及口腔状况和睡眠情况后，使用各种技术对口面部肌肉功能进行观察和评测。口面部肌功能治疗不涉及侵入性手术，也不属于手术治疗范畴。

关于口面部肌功能治疗，家长应知道

1. 口面部肌功能障碍的临床症状（您的孩子是否正在遭受）

> 鼻塞、口呼吸

> 放松状态下口腔张开

> 过敏

> 声音低沉

> 牙齿拥挤、反𬌗、开𬌗

> 上腭高拱狭窄

> 舌系带过短

> 流涎

> 黑眼圈

> 吮吸拇指或异物

> 咬指甲

> 尿床

> 张口咀嚼、狼吞虎咽

2. 口面部肌功能障碍的迹象

鼻子

> 导致口呼吸的鼻塞

> 呼吸音大

> 过度呼吸、过度换气

> 频繁打哈欠

> 抽鼻子

> 经常叹息

> 呼吸时上胸和肩部发生明显运动

唇

> 口腔长期张开——大部分时间上下唇都处于非闭合状态

> 唇干燥、皲裂

> 嗓音低沉

> 下唇大而卷曲

> 舔唇

> 咬唇

> 吮吸唇

> 口角有明显的唾液渍

> 过度流涎和无法控制唾液

舌

> 休息时可见

> 说话时可见

> 吐舌

> 舌过大（影响运动）

> 扇形边缘

> 舌系带过短

下颌骨（下颌）

> 下颌偏向左、向右或过度向前

> 上下颌关系不协调

> 头痛、面部疼痛

> 下颌位置不正

> 下颌运动时有咔哒声、爆裂声或其他噪音

> 耳鸣

> 无法张口

> 咬合状态突然变化

> 频繁咀嚼口香糖

> 过度依靠双手支撑以维持下颌姿势

白天呼吸时

> 呼吸时有声音

> 说话、进食、日常活动时或者专注时以口呼吸为主

> 有肥大的扁桃体和腺样体阻塞气道

睡眠时

> 打鼾

> 嘈杂的呼吸声

> 夜磨牙或紧咬牙

> 呼吸暂停

> 出汗

> 反复出现噩梦

> 尿床

> 睡眠不安或睡眠中运动过度

> 张口睡眠

> 睡觉时颈部过度拉伸

> 早上起床困难

> 白天嗜睡或烦躁

> 情绪和行为异常

> 多动症和认知异常

习惯

> 吮吸手指、吮吸异物

> 咬指甲、咬异物

> 将手或异物放入口内

> 舔唇、吸唇、咬唇

> 偏侧咀嚼

> 口呼吸

> 爱挖鼻孔

> 撕扯皮肤、拔头发

> 拔眉毛、睫毛

> 挠痒

> 经常清嗓

> 无原因的咳嗽

> 下颌抖动

> 颈部扭转

> 关节弹响

> 吮吸毯子

> 频繁咀嚼口香糖

什么是口面部肌功能治疗？

　　口面部肌功能治疗的重点是维持正确的舌定位，以改善口腔颌面部肌肉的功能和肌张力，促进鼻呼吸，并改善口腔颌面部的休息位姿势。根据当前美国斯坦福大学与其他人合作的多项研究，肌功能疗法正重新成为治疗睡眠期间呼吸问题的多学科疗法的一个组成部分，同时它也可以作为促进颅面发育的正畸治疗的一个部分并可防止正畸后复发。

我怀疑我的孩子患有口面部肌功能障碍，我该怎么办？

　　你首先应该咨询你的儿童口腔医生、儿科医生、耳鼻喉科医生、睡眠医生或呼吸科医生。许多医学院和口腔专科学院已经开展相关问题的筛查培训。

口面部肌功能障碍与口腔习惯之间存在什么关系？

　　美国儿童口腔医学会于 2013 年制订了相关指南，旨在帮助口腔医生在口腔医学诊疗期间就儿童口腔习惯和当时的具体信息做出相应判断。需要注意的是，口腔习惯包括吮吸手指和异物、磨牙症（夜磨牙）、吐舌以及咬指甲，这些不良口腔习惯应该在进行牙齿矫正之前予以纠正。我们建议有这些习惯的患者都应当接受相应的治疗，无论他是 2 岁还是 14 岁。口腔结构的改善将有助于实现更好的咬合、正确的口腔功能以及美丽的容颜和微笑。最终，孩子长大后会拥有和谐的面部特征和功能正常的牙列。你的口腔医生或儿童口腔医生应该根据这些指南建议对相关口腔习惯进行筛查。

鼻呼吸与口呼吸有区别么？

答案是肯定的，它们不但有区别，而且区别还很大。当要用口呼吸时，口腔必须张开，舌将处于低位。口腔休息位异常可致唇和舌功能失调，从而导致儿童出现多种生长发育问题，甚至影响全身健康。简单地说，当孩子习惯口呼吸时，舌不能习惯性地靠在上腭上，颅面发育就会受到负面影响。口腔休息位异常和习惯口呼吸的儿童更容易出现牙齿拥挤、颌骨过小、口腔空间不足、扁桃体和腺样体肥大、牙龈炎、龋齿以及长脸综合征。此外，他们还可能面临更大范围的健康问题，例如过敏、哮喘以及包括阻塞性睡眠呼吸暂停综合征在内的睡眠期间的呼吸紊乱。此外，鼻呼吸还具有许多口呼吸所无法达到的健康益处。

鼻呼吸可以对空气进行过滤以去除空气中的微粒和过敏源，并同时加热和加湿空气。鼻腔周围的鼻旁窦会产生一氧化氮气体，这一种有效的血管扩张剂，可以有效杀灭通过鼻腔进入人体的细菌和病毒。一氧化氮还有助于增加血液对氧气的摄取，因此相较于鼻呼吸，口呼吸向身体血液输送的氧气要更少。

哪些标志可能暗示孩子在睡眠期间有呼吸问题？

打鼾、两次呼吸之间的长时间停顿、张口呼吸音、夜磨牙和/或咬紧牙、睡眠时出汗、尿床、夜惊、持续性睡眠不安、醒来困难和晨起时口干等症状都可能表明你的孩子在睡眠期间有呼吸问题，需要进一步诊断。

一些白天的症状也有可能由睡眠期间的呼吸问题所导致。最近的一项纵向研究证实，儿童的睡眠呼吸障碍症状与他们的行为之间存在较强的关联。美国阿尔伯特爱因斯坦医学院儿科教授 Karen Bonuck 博士进行了迄今为止规模最大的相关研究，该研究结果表明，若儿童存在睡眠呼吸障碍，那么诸如注意力不集中、多动、焦虑、抑郁、与同伴相处不良和行为异常等各项问题会在多年后表现出来[107]。在 6

至 18 个月大时出现睡眠呼吸障碍症状的婴儿在 7 岁时行为异常的发病率会增加 40% 至 50%。由于睡眠呼吸障碍会对儿童造成严重和长期的影响，我们建议从孩子出生开始就对其进行睡眠相关呼吸症状评估。

如何判断孩子是否患有口面部肌功能障碍？

许多迹象都可能表明孩子患有口面部肌功能障碍，如口呼吸、牙齿拥挤、上腭狭窄、颌骨过小，在休息、进食和/或说话时可以看到舌过度前伸，牙齿开𬌗，牙齿反𬌗，慢性鼻塞，长期或难以控制的流涎，肥大的扁桃体，过度前伸的头位，磨牙（清醒时和睡眠时）以及黑眼圈。

孩子在学龄阶段仍然吮吸拇指，这有问题吗？如果有，父母该怎样帮助孩子？

任何干扰舌和上腭之间正常关系的因素都会成为一个问题，因此，吮吸拇指会造成很大的问题！口面部肌肉张力下降与吮吸拇指有关，而吮指习惯会导致代偿性的肌肉功能障碍，这可能会干扰咀嚼、吞咽以及牙齿和颅面部发育。口面部肌功能治疗师是消除吮指习惯的专家。如果你的孩子在 4 岁后仍在吮吸拇指，并且你试图帮助他改掉这种不良习惯的相关尝试均没有取得成功，那么你是时候寻求专业帮助以最大程度地减少进一步的伤害了。这个时间点越早越好！

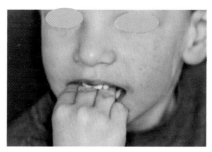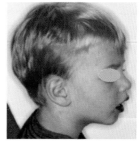
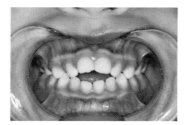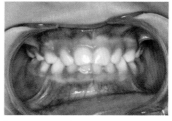

对有咬手指习惯的 2 岁半男孩进行肌功能治疗的示例。右图展现了三个月内完成了三阶段治疗后的结果。

为什么咀嚼如此重要？

人类有颌骨，因此人类注定会咀嚼！不幸的是，现代生活方式中的饮食已经转变为主要由高度加工的精制食品所组成，这减少了我们对咀嚼的需求。想想我们食用一个完整的苹果所需的咀嚼量与食用一盘苹果酱所需咀嚼量的差别，便可知充分咀嚼和吞咽天然、未精制状态的全食需要更多的肌肉活动。而更多的肌肉活动将更有助于儿童的生长和发育。关注颌骨研究的人类学家发现，与几百年前的祖先相比，我们的颌骨更小，因此呼吸道也更小，这为我们现代饮食和生活方式所造成的表观遗传效应提供了证据。

舌系带过短或舌运动受限是什么意思？

在舌的下面有一条被称为舌系带的软组织结构，它将舌与口底相连。舌系带是正常的生理结构，但如果系带过紧从而干扰了舌的运动方式和活动范围，导致舌无法到达或是停留在上腭上，通常就称为"舌系带过短"。当舌运动受限后，它通常位于口底较低的位置，因此可能会导致许多口面部肌功能障碍。肌功能治疗成功的标志是舌能够舒适地接触并停留在上腭。如果舌运动受限，可以进行舌系带矫正术，从而让舌获得更加理想的动度和功能。肌功能治疗对舌系带矫正术的成功也至关重要。我们应当将肌功能治疗纳入术后护理计划，因为它有助于在伤口愈合过程中保持系带张力的完全松解，并通过锻炼舌以纠正舌的不理想位置和肌肉记忆。然而，手术后缺乏适当的伤口护理和肌功能治疗通常会导致手术部位组织的纤维化和重新附着。

口面部肌功能治疗可以帮助成人吗？

答案是肯定的。相关研究也在持续验证肌功能治疗对成人的益处。美国斯坦福大学的 Camacho 等人于 2015 年在《睡眠》杂志上发表了一篇题为《通过肌功能治疗改善呼吸睡眠暂停综合征》的系统综述[108]。研究人员得出结论，肌功能疗法可降低成年人 50% 的呼吸暂停低通气指数（Apnea-Hypopnea Index, AHI，一种指示睡眠呼吸暂停严重程度的指标），而这一指标在儿童中下降了 62%。此外，在肌功能治疗后，成人打鼾和嗜睡的现象都有所改善。Camacho 就研究结论认为，肌功能疗法应该成为治疗阻塞性睡眠呼吸暂停的推荐辅助疗法。

如何获得关于口面部肌功能障碍和口面部肌功能治疗的相关建议和意见？

　　每个人的情况都是完全不同且独特的，因此只能由合格的专业人员通过亲自评估才能给出妥当的建议。社交媒体和其他互联网资源可能无法提供准确可靠的信息。

　　　（Paula Fabbie, RDH, BS, COM and Lorraine Frey RDH, LDH, BAS, COM, FAADH）

第6节　整脊按摩

为什么有时需要带小孩子去做整脊按摩呢？家长可能经常会听到这种类似的问题，本节将对整脊按摩及相关问题进行解答，如颈部疼痛、颈部紧张、肩部疼痛和头痛是如何与舌系带产生联系的。

近年来，为自己和孩子寻求整脊按摩的人数不断增加。人们很可能会就整脊按摩的范围和有效性寻求儿科医生或初级保健医生的建议。对于父母和其他监护人来说，获取一些有关整脊按摩所能带来的益处的信息非常重要。在美国，整脊按摩人员已成为与患者直接接触最频繁的医疗保健专业人员群体之一（仅次于临床医生和口腔医生）[111]。1994年的一项调查显示，当儿科患儿无法直接向医生咨询时，人们通常会选择咨询整脊按摩人员[112]。尽管大多数成年人（约85%）会因为肌肉和骨骼疾病向整脊按摩人员咨询，但儿童向整脊按摩人员咨询的却往往是呼吸问题或耳、鼻、喉问题，甚至是行为问题。更重要的是，越来越多的儿童和家长正将脊椎按摩作为一种预防保健手段。1993年，美国脊椎按摩协会报告称，8%接受脊椎按摩疗法的患者年龄小于16岁。美国脊椎按摩治疗师委员会报告称，接受脊椎按摩疗法的患者中有10%的人年龄小于17岁，这相当于每年大约有2000万人次的儿童接受脊椎按摩治疗[112]。来咨询脊椎按摩治疗的儿童数量则更多，并且这些数字自公布以来便一直在增加。

当一些人听到婴儿的脊椎按摩治疗时，他们能想到的第一个画面就是脊椎按摩师以各种不自然的姿势扭转这些脆弱的新生儿的颈部。实际上，这与真实情况大相径庭！婴儿脊椎按摩治疗的过程轻柔无痛，治疗结束后婴儿通常更放松、更安稳。在开始治疗前，脊椎按摩师通常首先记录婴儿的现病史、喂养方式、日常行为以及分娩情况，第一次脊椎按摩可以在婴儿出生后即刻进行。脊椎按摩师将会仔细评估婴儿的颅骨形状、肌肉张力和/或关节运动方面的任何细微异常。如果发现椎骨没有正确对齐，则会通过施加轻微的压力以帮助其调整到最佳位置。这种按摩与成人的不同，一般不会听到关节弹响。婴儿的按摩需要稳定、轻柔的压力，通常只需用指尖施力即可；使用的力度类似于在商店里检查鳄梨或番茄的成熟度时所使用的力度。经过按摩调整后，婴儿通常能够更自由地将颈向两侧转动，从而可以有效改善护理状况。此外，婴儿通常会变得更加放松，肠绞痛症状也会得到缓解。为什么会发生这些改变呢？脊椎或椎骨环绕并保护脊髓，而脊髓由遍布全身的数十亿根神经纤维组成，这些神经充当大脑与身体连接的通路。虽然大多数人只有在感到疼痛时才会想起神经，但疼痛只是神经功能的极小部分。神经还负责管理生命中其他很多重要的事情——比如呼吸和排便。如果椎骨没有完全对齐，它就会对附近的神经施加压力并导致功能障碍。当这种情况发生时，婴儿将处于压力状态而非放松状态。婴幼儿最常见的椎骨错位发生在颈部，这会使他们的身体产生"战或逃"的交感神经反应。脊椎按摩疗法可以通过放松神经让婴儿的身体正常运作，并防止出现例如消化不良、便秘、转头不畅、喂养困难以及烦躁等各种我们不愿意见到的问题。

婴幼儿颈部偏斜了怎么办？

与成年人的情况一样，颈部偏斜很少由重大的创伤引起，而往往是不恰当的日常活动引起的重复性轻微创伤的结果。像是睡在汽车座椅或背带上，甚至母亲抱婴儿的姿势不当这样的常见情况都可能导致椎骨错位。实际上，在婴儿 2 岁前，在很多发育的关键节点上都需要对婴儿进行定期检查。这些关键节点包括学习坐立、开始爬行、拉着站立以及早期学走路时。对于新生儿来说，他们在子宫中所处的位置、分娩的时长、分娩的难易程度以及包括使用产钳甚至剖宫产等在内的各项干预措施都会对他们的颈部和头部施加压力，从而对脆弱的他们造成损伤。

随着关于脊椎按摩疗法治疗常见儿科症状（如母乳喂养困难、肠绞痛、食道反流和耳部感染）的安全性和有效性的研究越来越多，当出现这些症状时，许多人也开始选择脊椎按摩疗法。然而，尽管越来越多的研究关注了利用脊椎按摩疗法缓解母乳喂养困难的问题，但很少能从根本上解决这些问题[113]。脊椎按摩师必须解决的问题之一应是可能存在的舌系带过短。

应该如何寻找合适的婴儿脊椎按摩师？

并非所有的脊椎按摩师都擅长处理婴儿或儿童问题，因此评估和选择合适的脊椎按摩师是十分重要的。事实上，不同的脊椎按摩师有不同的擅长领域，其中一些专注于运动员护理，而另一些则更专注于家庭护理。通常情况下，一位有丰富的孕妇护理经验的脊椎按摩师也可以对婴儿进行评估和调整，事先致电诊所并询问他们是否可以治疗婴儿可能会有所帮助。如果接待员说，"哦，是的，我们很乐意诊疗婴儿"，这可能是一个好兆头。如果他们让你稍等而后询问其他人，那么带你的宝宝去那个诊所可能不是一个好主意，因为他们不经常诊治婴幼儿。如果你对如何选择你们当地的脊椎按摩师拿不定主意，那么来自哺乳顾问的推荐可能会有所帮助。另一个推荐可以来源于妈妈团，无论是来自个人的建议抑或是来自社交媒体网站。很多专注于舌系带过短的医生也会和诸如脊椎按摩师或颅-骶治疗师等身体治疗师进行沟通，他们可以为那些不熟悉婴儿治疗或舌系带过短治疗的从业人员提供一些有益的建议。

舌系带过短是如何影响斜颈、斜头畸形以及头痛？

舌下这根细小的系带与头部、颈部和肩部出现的某些问题之间可能存在联系，这似乎是一件很奇怪的事情。然而，事实上人体确实存在着大量错综复杂的肌肉、结缔组织和筋膜从口腔和颌骨一直延伸到锁骨和胸骨，并将这些结构紧密地连接在一起的情况。尽管颈筋膜有多层，而且都可能受到舌系带的影响，但舌系带最有可能影响到的是封套筋膜层，其与诸如下颌骨、舌骨、胸锁乳突肌和斜方肌等众多邻近结构都有密切联系。这些组织内的异常压力会造成人体双侧不对称，导致婴儿、儿童甚至成人出现许多临床症状。

斜颈，也称"歪脖子"或颈部肌张力障碍，是一种肌肉骨骼疾病，其特征是由于一侧的肌肉或筋膜紧张而无法将头向左右转动。这种情况可能会导致婴儿和儿童出现一系列症状，包括母乳喂养困难、下颌向一侧倾斜以及一个肩膀比另一个肩膀高。对于患有斜颈的成年人来说，颈部疼痛、头痛、头部前倾以及颈部和上肩部肌肉紧张是最常见的。因此，患者通常会因口腔问题而出现颈部或肩部不适。不幸的是，并非所有脊椎按摩师都知道舌系带过短可能是相关症状的潜在原因。

这里我们简短介绍一下斜头畸形，它描述的是头部扁平或畸形的现象。斜头畸形影响了许多婴儿，其主要的特征是颅骨形状不对称。这是由于婴儿颅骨中的一条或多条骨缝过早融合成骨所造成的。尽管斜头畸形可能由多种因素导致，但更常见的原因是婴儿在子宫内的位置不正、早产、多胞胎（双胞胎、三胞胎等）、斜颈或者睡在汽车座椅靠背上。美国儿科学会目前仍然建议婴儿以仰卧为主，以减少婴儿猝死综合征（Sudden infant death syndrome, SIDS）的发生；然而，适当的俯卧和头部旋转在帮助婴儿避免后脑勺过度扁平中是十分关键的。脊椎按摩疗法和颅骶疗法有助于治疗儿童斜头畸形，而一些中度或重度病例儿童可能需要戴用头带或头盔来帮助其重塑头部。

肌肉不平衡的问题会影响各个年龄段的人。由颈部问题引起的头痛往往是由颈部肌肉功能失调所引起的，尤其是上颈椎。虽然引起头痛的确切原因并不完全清楚，也许涉及多种因素，但这一症状通常与肌肉失衡有关[114]。颈部肌肉的不平衡很可能是由众多与这些肌肉关系密切的肌纤维长期受到过短舌系带的不利影响所致。这种不平衡的肌肉模式通常会导致颅底和第一椎骨的关节功能障碍，舌系带过短可能是一个重要的诱因。舌系带过短矫正术可能有助于降低头痛和偏头痛的发生频率和严重程度。

成人是传统脊椎按摩治疗室中最常见的患者。成年人的肩颈部疼痛或肌肉紧张往往无法自我缓解，因而常常需要脊椎按摩师的帮助。这类患者应该考虑对其舌系带状况进行评估。如果这类患者在孩提时也有语言或进食方面的问题，或者目前有语言问题以及在吃肉或吞服药片时存在障碍，则更应该怀疑可能存在舌系带过短。此外，如果存在头痛和睡眠不佳的症状，如睡眠呼吸暂停、睡眠中运动过度、容易惊醒或入睡困难，都可能表明患者存在潜在的舌系带过短的问题。

不论患者的年龄大或小，舌系带过短的诊断和治疗几乎都可以立即带来机体功能的改善。一旦完成了舌系带矫正手术，脊椎按摩师应再次进行脊椎状态的评估，并在必要时进行治疗，以确保正确的脊椎对齐，同时还应考虑联合应用颅骶疗法以帮助减少筋膜粘连。从脊椎按摩师的角度来看，预期在舌系带矫正后颈部的活动范围将明显增加，颈部张力将明显降低，因为舌系带松解后会有助于松弛筋膜粘连，也有助于肌肉放松。

如果你注意到你或你的孩子没有维持好脊椎按摩疗法的疗效（你需要经常去，并且总是针对同一位置进行处理），或者经常抱怨颈部疼痛、颈部紧张或睡眠不佳，那么你应该高度怀疑是否存在舌系带过短的问题。如果上述问题同时还伴随有语言障碍、喂养障碍或是婴儿时期的奶瓶喂养史，则应寻求经验丰富的舌系带矫正医生进行评估。

（Marty C. Lovvorn, DC）

第 7 节　身体、神经发育和俯卧训练

身体治疗师一词是用于描述有资格通过抚触按摩身体从而达到治疗目的的一类专业人员。身体治疗也被称为手法治疗。通常，身体治疗或者说软组织手法治疗是通过不同方式和强度的抚触和按摩来完成的，这个过程可能采用手、工具或其他仪器，具体取决于身体治疗师。身体治疗师或手法治疗师起源于职业治疗师、物理治疗师、脊椎按摩师、整骨医生（医生和非医生）或有执照的按摩治疗师等。除了上述这些认证外，大多数专业的身体治疗师还参加了很长时间的进阶培训和医学继续教育课程，以扩展他们的专业知识，提升他们的医疗技术。

身体治疗并不仅只有一种方式。事实上，有多种类型的身体治疗方式可供选择，而你的选择主要取决于你所处的地理位置和该地区的相关从业人员。身体治疗包括颅骶疗法（craniosacral therapy, CST）、肌筋膜治疗（myofascial release, MFR）、穴位按摩、针灸、儿科治疗性皮肤按摩（therapeutic skin movement in pediatrics, TSMP）、骶枕疗法（sacral occipital technique, SOT）、颅骶筋膜疗法（craniosacral fascial therapy, CFT）以及其他疗法，这些治疗方式大多有相似之处。对于患者来说，最好是根据所在地区的医学资源和专业人员情况进行选择，而不是寻求某种特定类型的治疗方式。这些疗法中最重要的相似之处就是要保证抚触和按摩的绝对轻柔，而且治疗进度必须要同婴儿的具体发育情况相适宜。虽然某些技术、手法和操作的位置在不同婴儿之间看起来十分相似，但不同婴儿相关组织的治疗反应却有很大的差异。你对身体治疗师最重要的问题应该是："你熟悉婴儿并进行过婴儿治疗吗？"一般来说，有婴儿治疗经验的治疗师可以通过各种手段给婴儿提供及时有效的帮助。此外，这些治疗也会对婴儿的神经系统发育带来益处，从而有助于全身的健康。

各种软组织手法治疗间的其他相似之处在于通过按摩筋膜和皮肤，进一步放松大脑和神经系统。筋膜和结缔组织在体内无处不在，它们包裹着肌肉束甚至单个细胞，将肌肉与骨骼以及骨骼与骨骼连接起来。筋膜作为一个连续的组织结构，从我

们的头顶一直延伸到脚趾。它由胶原蛋白、弹性蛋白和基质组成。舌系带也是由筋膜组成的，并与身体内的其他筋膜相连。这就是舌系带对婴儿身体的姿势和运动有如此强大影响的原因之一。当进行舌系带矫正术时，医生松解的是筋膜，而不是肌肉。肌肉可以使身体产生运动，筋膜则将身体连接在一起；正是它们之间的相互关系决定了骨骼生长、运动发生以及喂养的成功。当婴儿接受了舌系带矫正，其筋膜及结缔组织被松解，神经系统就能够引导舌头在更广泛的范围内运动，并可以使吸吮方式更加理想。

为什么婴儿需要接受身体治疗？婴儿在出生时就是完美的么？

在我的私人诊所里和我为家长们提供相关资讯的社交网络上，我经常被问到这两个问题。对于患有口腔功能障碍和存在栓系口腔组织的婴儿来说，他们的舌功能通常是异常的。对于婴儿来说，口腔是主要的感觉和知觉器官，口腔功能的缺失会体现在身体的其他部位。对于一直正常发育的婴儿来说，他"最佳"的运动和功能都来自于口腔，特别是舌。当舌功能受限时，婴儿需要依靠代偿和适应性运动来维持吮乳功能和口腔其他功能。因此，舌功能受限会直接导致腭盖高拱等结构异常[64]，而高拱的上腭不是鼻呼吸和鼻窦发育的最佳状态。由于鼻腔吸力丧失甚至产生负压，它会诱发口腔超敏反应，并导致喂养困难。身体治疗有助于身体的软组织在紧张、受限或"粘性"区域恢复正常运动。这些阻碍身体运动和本体感觉的特定区域，可以通过温和的手法治疗或者说身体治疗得到改善。

身体治疗师和手法治疗师可以通过使用一些已经过验证的工具，例如 Martinelli 舌系带评估工具[36] 和 Hazelbaker 舌系带功能评估工具[34]，并结合临床评估结果、症状和其他具体情况，识别运动受限的口腔组织。此外，许多专业人员的职业范围还包括口腔护理，这有助于那些接受了舌系带矫正术的患者进行积极的创口护理。无论使用哪种工具（CO_2 激光、二极管激光、剪刀、手术刀等）进行舌系带矫正，创口都需要二期愈合。这意味着我们希望伤口组织愈合成菱形而非恢复到术前的情况，从而使新形成的系带更加灵活。通过促进组织内部运动，如舌的主动运动和有意识的俯卧训练，可促进伤口的最佳愈合。

身体及软组织手法治疗也能够帮助提高患者的舒适度，并且不论在系带矫正术之前或之后都能起到作用。在家中，父母除了可以通过练习肌肤接触和减少环境的嘈杂来缓解婴儿的不适之外，还可通过轻柔的抚触、放松动作以及使用一些适当的节奏对婴儿的神经系统进行适当的调节。这些方法可以促进相关激素的释放从而使婴儿疼痛得到自然缓解。

对于那些正在接受舌系带矫正术的婴儿以及其父母来说，接受身体治疗是十分有帮助的。虽然在医护团队的支持下，舌系带矫正术的过程已经变得更加简便，但父母仍承担很大的压力。学习所有相关新术语、依据新信息做出决定、帮助孩子进行相关练习、学习护理伤口，同时意识到无法帮助孩子承受这些痛苦对父母来说可能并不容易，但我们仍然需要坚强冷静而自信。我们可以考虑向当地的身体治疗师咨询并亲自体验治愈课程。一些身体治疗师会专门针对婴儿、儿童和成人进行治疗，因此我们可能并不需要到很远的地方进行咨询。

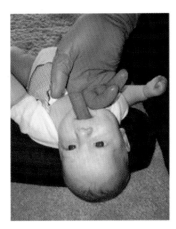 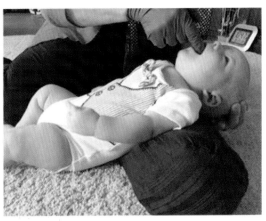

当你需要带宝宝去看身体治疗师时，你希望能找到一个舒适的环境以及一位称职且富有同情心的专业人士。大多数专业人士会通过使用按摩台、按摩球以及按摩板来为宝宝提供治疗。首先，他们将随着宝宝的自我节奏对宝宝进行一个从头到脚的整体评估。除了需要注意身体上诸如紧张、具有防御反应以及运动减弱的区域之外，身体治疗师还应该评估和治疗宝宝的神经系统失调，以最大限度地提高婴儿对治疗的反应。根据宝宝的个体需求，身体治疗师会采用针对性的手段使宝宝的神经和身体组织得到放松，帮助激发出更多的能量和活力。轻柔的被动运动以及口腔反射、原始反射和姿势反射甚至其他运动都可以被用来促进婴儿身体的自然对称和平衡。身体治疗师倾向于使用缓慢、轻柔的动作来促进组织的自然对称并保持软组织的完整性，这对整个身体也有积极的影响。有时身体的某些部位就像花园中的扭结的水管，需要理顺管道后水才能通过。

大多数婴儿在 2 到 6 个疗程后就会有明显的好转，有些婴儿则可能需要更长的治疗程序。最初，婴儿每周接受 1 到 2 次复诊，随着治疗的进展，每次复诊的间隔应当逐渐延长。

身体训练后父母应该期待些什么？

身体训练能够产生广泛的生理影响，包括更好的睡眠、更好的排便、运动增加、吮乳能力提升，有时甚至会出现明显的身体或结构变化，例如后脑勺不再那么平坦，或者不对称或不均匀的面部表情变得更加对称。婴儿有时可能会短暂哭泣，也可能更加活跃，这可能会导致一些神经系统失调。在大多数情况下，婴儿对身体训练有着良好的反应。如果婴儿有异常表现或父母感觉不太对劲，应该与身体训练师进行沟通，或者找其他可能更合适的从业人员寻求帮助。毕竟，这不仅与所使用的工具或方式有关，还与身体训练师的专业技能、身体训练师与婴儿及其家人互动的能力有关，这些因素都对治疗结果有很大的影响。

神经发育和治疗性的俯卧训练！

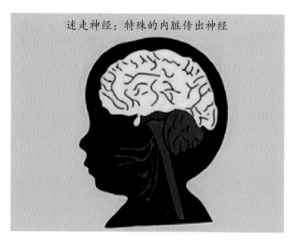

迷走神经：特殊的内脏传出神经

© 2016 Michelle Emanuel

脑神经是对一组位于原始脑干的 12 条神经的总称。这些神经为面部表情肌、舌、喉、咽、软腭、头肩肌肉、内耳、上下颌、颞下颌关节以及眼提供感觉和运动能力。所有这些身体部位对于刚从子宫里出来的婴儿来说都是至关重要的。脑神经功能障碍（cranial nerve dysfunction, CND）是用于描述婴儿功能缺陷的术语，尤其是指脑神经的功能缺陷。这不是一个明确的诊断，而是相关专业人员评估婴儿功能状态、指导干预时间以及明确治疗级别的一种方式。患有栓系口腔组织的婴儿可能患有轻度、中度或严重的脑神经功能障碍，具体的分级是由症状的严重程度所决定的，例如运动不对称、胃肠道症状（反流、胀气、吞气等）、气道受损（喘气等）、异常的声音韵律（婴儿声音的质感和共鸣）、异常的面部表情以及许多其他因素。

姿势维持和姿势发育是婴儿发育的关键组成部分。婴儿必须练习克服重力，进行主动、被动运动以及反射性、自发性运动，同时摄取足够的营养，从而增加体重，逐渐成长，并能够学会感知安全以及与周围的联系。对于婴儿来说，姿势和神经发育的重要标志之一是俯卧游戏或"俯卧训练"，因而我们应该对这个词非常熟悉。俯卧训练时婴儿最好选择坚硬平坦的平面（通常是地板）。所有儿科医生都认为俯卧训练是婴儿发育不可缺少的一部分。

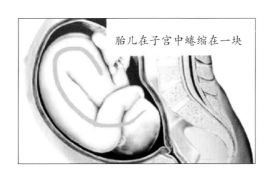

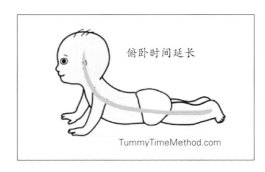

婴儿在出生后的一年里，逐渐学会爬行、扶着站立，最后学会行走。乳房爬行：婴儿在出生后 1～3 h 内能够爬上母亲的身体并独立衔乳的先天能力证明了俯卧有助于婴儿的生存和茁壮成长。当婴儿仰卧时，乳房爬行是不可能的，婴儿出生后若只能保持这种姿势将无法存活。婴儿，尤其是从出生到 3 岁的这个阶段，其神经系统的发育十分迅速。对于年龄较大的儿童或成人来说，尽管在整个生命周期中都有可能出现神经的重塑和改变，但神经系统的发育在婴幼儿阶段已经趋于平稳并达到相对稳定的状态。与所有其他哺乳动物相比，在出生时，人类婴儿在维持姿势和运动方面需要最多的帮助和支持，婴儿依靠父母和看护人的帮助维持理想的姿势。例如，如果将婴儿放在摇篮上睡觉，其头部往往会偏向喜欢的一侧，从而使该侧承受更大的压力，并且婴儿无法自我调整，长此以往容易造成损伤。"第四孕期"一词被用于描述婴儿出后的前 12 周，以强调人类婴儿在 40 周妊娠之后所需的持续性神经发育成熟的过程。

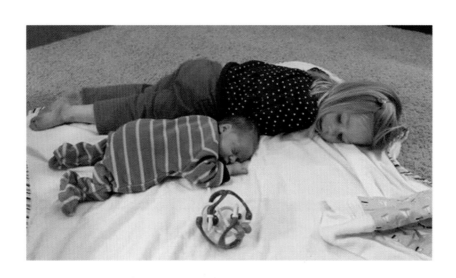

婴儿依靠父母和看护人的帮助才能维持正确的体姿，并在他们的引导下进行各种运动，以刺激神经系统，从而实现最佳的神经发育进程。婴儿以头尾方式发育，这意味着他们遵循从头到脚的发育顺序：头部先发育，下肢后发育。对于口腔功能没有受损或受限的婴儿来说，他们可以从长时间的俯卧状态中获得足够的功能刺激，但当婴儿存在栓系口腔组织时，他们往往需要特定的、治疗性的、有意识的俯卧训练来正确应对和修复口腔功能缺陷。

1992 年，美国儿科学会就婴儿护理提出了两个重要建议："仰卧睡眠"和"俯卧玩耍"，这两个建议强调了有意识的俯卧对于婴儿发育的重要性。2011 年，美国儿科学会重申了俯卧训练的必要性，特别指出其对于预防斜头畸形或婴儿头部扁平有重要作用。目前，斜头畸形的发病率为 46.6%，也就是说大约有一半的婴儿受此影响[115]。我在过去 10 年的临床实践中的另一个发现是口腔系带过短与头部扁平（主要临床表现包括斜头畸形、短头畸形、头颅畸形和其他形式的头部畸形）之间存在正相关。同样地，这篇文章还未正式完成研究也还没有公开发表，这一结论仅来自于我对相关问题多年的观察以及我对婴儿口腔发育的了解。

俯卧姿势对于婴儿的神经发育和口腔喂养来说都是不可或缺的。因为当婴儿处于这个姿势时，他的整个身体都会发生重量变化并产生相关运动，从而支持舌和口腔功能。在子宫内，胎儿绝大部分时间保持着蜷缩或向前弯曲的身体姿势，伸展身体的动作十分有限。从出生到大约 9 个月时，婴儿会花时间逐渐适应身体的伸展，而这种伸展最好是在俯卧姿势下进行。俯卧有助于婴儿学习在重力环境中移动和控制运动。除了依偎和吮乳之外，婴儿的第一个重大发育目标和成果就是头部控制。一项研究显示，长期接受俯卧训练的婴儿与没有接受过俯卧训练的婴儿在头部控制方面存在显着差异[116]。为了让婴儿能够更好地控制头部的运动，舌需要维持正常的功能，这就要求舌必须具备理想的运动范围、肌肉力量和肌肉耐力。舌系带过短会对以上三个方面造成影响并限制口腔功能，因此很多时候会妨碍婴儿正常吮乳，尽管某些舌系带过短的婴儿能进行正常的吮乳而且不会引起母亲哺乳疼痛。

所以，让所有的宝宝都享受俯卧训练，合适吗？是的！然而，对于一些存在口腔系带过短的婴儿来说，俯卧的确存在一些困难。你的宝宝可能不喜欢俯卧，或者你可能听说过其他宝宝也"讨厌"俯卧。我在这里向你保证，婴儿不会讨厌任何东西，但他们会发出痛苦或不适的信号。值得注意的是，患有栓系口腔组织的婴儿由于身体及功能的限制，在俯卧训练上尤其困难。

这里有一个练习可以帮助你更清楚地理解这一点：将你的舌向下限制在口腔底部，就像你有舌系带过短一样，然后俯卧，试着抬起头并转动你的头；试着用手臂支撑住自己，并伸长你的脖子和肩膀。这只是舌系带过短的婴儿俯卧时所面临的独特挑战的一小部分，我甚至还没有提到神经系统失调、歪头症和斜颈、头部扁平（斜头畸形、短头畸形、头颅畸形）、胃肠问题（如反流、嗳气和吞气）以及气道受损。

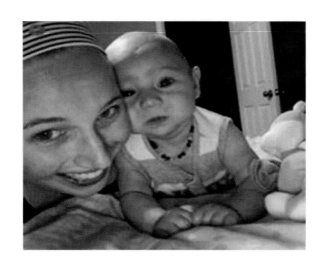

在帮助过许多因身体和功能受限而苦苦挣扎的婴儿后，我开发了俯卧训练法（TTM）。这是一种简单而有效的方法，可以帮助婴儿和父母建立亲密关系并让他们爱上俯卧训练。除此之外，俯卧训练法还有如下好处：

> 促进神经系统调节——安抚婴儿，使他平静下来

> 减少食管反流

> 促进有效的打嗝和气体释放

> 减少偏头症或斜颈

> 通过消除代偿并促进新的功能性运动，优化舌和上下颌功能

> 引发、促进和整合口腔反射、原始反射和姿势反射

> 促进全身主动运动和被动运动

俯卧训练法不仅仅是让婴儿处于趴着或俯卧的姿势，它还是一种通过维持俯卧位、使神经放松、促进口腔、神经系统的发育和功能完善的治疗方式。俯卧训练法还可以帮助在其他方面发育有困难的婴儿，例如头部控制不良、偏头症以及长时间身体姿势异常等。

尽管已有很多人明白了俯卧与舌系带过短在上述问题中的相关联系，但目前尚无任何公开发表的研究文章。然而，最近的一项研究表明，对于6个月大的婴儿来说，与可以通过伸直手臂撑起自己的婴儿相比，那些不能撑起自己的婴儿存在发育迟缓，或者说发育延迟[117]。

　　为了有效地用手臂撑起身体，婴儿需要进行长时间的俯卧训练。大多数舌系带过短的婴儿通常很少俯卧，他们要么对向上支撑自己感到不安，要么就不支撑。这会直接影响婴儿的发育，也包括其口腔功能的发育。此外，许多舌系带过短的婴儿存在身体过度向后伸展甚至向后拱起的情况，这也会导致其在坐姿或屈伸时的头位过后。过度伸展和屈伸这两种模式都反映了身体姿势的不平衡或失调。

　　根据我的专业经验，俯卧训练可以有效减少因舌系带过短而产生的身体代偿。我常常见证婴儿力量、耐力、口腔功能和姿势技能的提升。每天坚持对宝宝进行家庭治疗有助于治疗效果的维持和提升。俯卧训练要求父母在哺乳期和宝宝身体训练的间隙与宝宝一起进行治疗所建议的锻炼、活动和手臂支撑。宝宝每周会有几次机会与哺乳顾问或身体训练师一起相处 1~2 h，而其余时间他都是在家里和父母或家人待在一起，因此在日常生活中加入俯卧训练是十分有意义的。

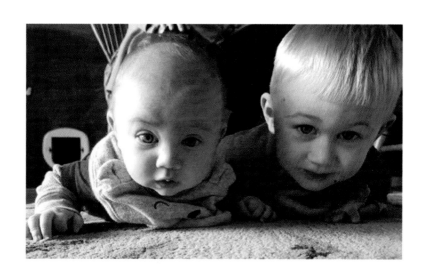

　　2015 年，我在诊室完成了一项非正式研究，这个研究使用了 OT/PT 评分对 20 名婴儿在重力状态下的姿势进行了评估。一位经验丰富的口腔医生发现所有 20 名婴儿都曾患有舌系带过短，且在我评估之前所有婴儿都进行了舌系带矫正术。根据我以往的经验，我原以为这些婴儿中只有个别会出现姿势发育延迟表现；然而，我惊讶地发现 20 个婴儿中有 17 个的姿势发育得分远远低于正常值。这意味着绝大多数舌系带过短的婴儿在养护活动上的姿势发育发生了显著的延迟。作为一名神经发育专家，这项研究对我来说很重要，因为我更全面地了解了舌系带过短的婴儿所面临的挑战。同时我也很担心，因为没有一个这样的婴儿被他们的儿科医生转诊给我。由于这项研究不是在科学机构或医疗机构的严格规范内完成，因此我不能将该研究结果广泛宣传，但我们十分有必要仔细研究舌系带、姿势和技能发育之间可能存在的密切联系。随着研究的进展，我们迎来了好消息：17个姿势发育得分较低的婴儿中有15个在通过6周的功能运动训练（FMP）后，得分恢复到正常范围。这些功能训练主要包括4个部分：（1）减少或避免使用婴儿座椅、摇篮、襁褓以及其他会限制婴儿运动的物件；（2）进行俯卧训练，并通过各种发展活动促进婴儿的最佳运动；（3）促进有助于口腔功能正常化的日常活动变化；（4）确保夜间睡眠和白天小憩时的最佳姿势，从而有助于最佳的口腔功能发育。

对于存在栓系口腔组织的婴儿来说，需要进行多长时间的俯卧训练才能起到治疗作用呢？

相较于关注俯卧训练的时长，我们更应该关注俯卧训练的质量和体验。当婴儿能够在俯卧训练中反复获得愉快和被关爱的体验时，他们将享受甚至向往俯卧训练。俯卧训练的时间不宜过长——开始阶段每天几次的5 min训练就很有帮助。根据我的经验，短时间内频繁的俯卧训练更容易让婴儿快速适应。和你的宝宝一起躺在地板上，唱熟悉的歌曲，同他交谈，并最终建立起与宝宝的亲密联系。这些频繁而简短的重复动作将有助于宝宝适应俯卧训练并促进其正常发育。

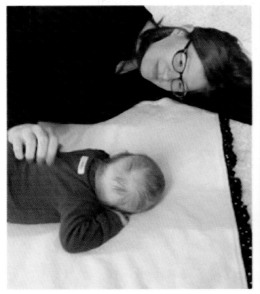 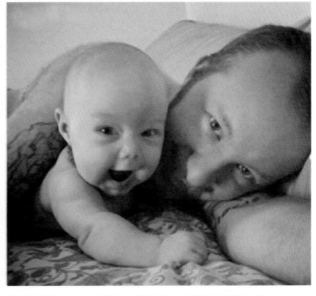

有关俯卧训练提示：每次更换尿布后让宝宝进行俯卧训练1 min即可。虽然每次的训练时间较短，但长此以往，总训练时间将非常惊人，孩子将会有意想不到的收获。

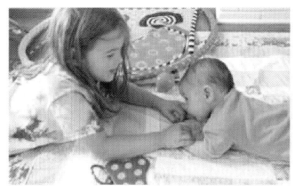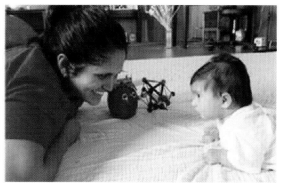

应该从什么时候开始进行俯卧训练？

即便是刚出生的婴儿，俯卧训练对他们而言也是十分有益的。出生后的前两周，婴儿主要是趴在父母或看护人员的胸口；然而，在那之后，地板上的毯子是宝宝进行俯卧训练的最佳场所。那么，如果你的宝宝已经很大了却还没有开始进行俯卧训练的话，你该怎么做呢？你应该从今天开始，给宝宝做几次有趣的短时间的俯卧训练。

专业训练人员与哺乳顾问和舌系带矫正医师的合作和沟通至关重要。这并不一定意味着他们需要为同一家企业或机构工作，但他们可以以团队的方式进行工作、沟通，并通过适当的转介，为你的宝宝和家人提供全面的护理服务。

俯卧训练的替代姿势有哪些？

> 让宝宝趴在枕头上

> 让宝宝趴在你的腿上

> 让宝宝趴在你的手臂上

> 让宝宝趴在物理球或沙滩球上

> 使用前后向的背带背着宝宝

俯卧训练安全吗？

是的！在俯卧训练期间，你总是与宝宝在一起。俯卧训练是你和宝宝一起玩耍的开始。在俯卧训练过程中，你可以和宝宝尽情地玩耍，共度一个有趣又安全的美好时光。

俯卧训练对其他人群有作用么？

俯卧训练不仅适用于婴儿。事实上，幼儿、学龄前儿童、学龄儿童、青少年和所有年龄段的成年人都可以从俯卧训练中受益。不论是体能训练课、瑜伽、普拉提，还是发展运动和舞蹈课程，都强调腹部朝下的运动模式。无论如何，我们都需要在我们的身体中体验负重、重量转移和旋转运动，以获得最佳的健康状态。

（Michelle Emanuel OTR/L, NBCR, CST, CIMI, RYT200）

第 8 节　成年人舌系带过短

通常情况下，成年人不会意识到自己舌系带过短，直至发现自己的孩子舌系带过短时，他们才会下意识地联想到自己的情况。这些成年人通常已经接受过多次医疗体检，但没有体检医生检查过他们的舌下。有时，会有前来接受检查的成年患者谈及他们在婴儿时期进行过舌系带矫正术，于是他们会被要求张大口腔，并将舌抬到上腭，看看舌到底可以抬到多高。很多时候，这些患者的舌很难抬高 1 英寸（约 2.5 厘米），而实际上它应该能接近甚至接触上腭。这是一个快速筛查手段。随后，医生可以进一步评估和提问，以确定该成年患者是否有需要进行系带矫正的临床症状。

在 PubMed 上以"舌系带、成人""舌系带、颞下颌关节疾病"或是"舌系带、偏头痛"作为关键词进行检索仅会出现很少的相关文献，其中只有一篇文章讨论了成年人舌系带过短的处理方法。1993 年，Mukai 对 38 个先天性舌系带过短成年患者病例进行了讨论，这些患者大多数表现为牙列不齐的Ⅲ类错𬌗畸形，或表现为明显的上腭高拱[118]。他们还报告了诸如"肩膀僵硬、四肢发冷、喉咙干涩、失眠、易疲劳、皮肤干燥、易怒和/或焦虑和紧张"等主观症状[118]。文中受试者说，所有这些症状都在舌系带矫正术后得到了改善。此外，被改善的客观症状还包括"打鼾、肌肉痉挛、演奏管乐器困难以及声音嘶哑"[118]。不正确的发音在术后没有明显改善，这可能是因为需要言语治疗来重新训练肌肉，并代偿数十年来受限的肌肉运动和不正确的肌肉习惯。虽然，关于舌系带过短对婴儿的影响已经有了广泛的研究，但舌系带过短对成人的影响的相关研究仍比较缺乏。

医疗保健人员也很少会关注成年人舌系带过短可能引起的问题，例如颈部紧张或疼痛、肩部紧张或疼痛、颞下颌关节疼痛、偏头痛和其他头痛以及睡眠障碍。如果是因为咀嚼效率低下，食物未被充分碾磨而造成食物反流和其他消化问题，可能会持续到成年。有时反流是由吞气症（进食或喝水时吞咽了空气）引起的，进入胃肠道的空气最终必须通过口腔或直肠排出。许多人在接受舌系带矫正术后不久就可以停止服用抑制反流的药物。夜磨牙和牙关紧闭也经常在接受舌系带矫正和随后的肌功能治疗后得到缓解。此外，舌系带矫正术还有助于患者体姿的改善。在手术之前，患者的头位往往会过度前倾；而在手术之后，他通常能够将头位保持在一个正常的中立位置。

一名 37 岁的女性患者有自 4 岁开始的严重口吃病史。她曾多次去看心理治疗师，期望从心理治疗师处获得帮助以消除语言障碍。除了有语言困难外，她还患有颈部和肩部疼痛。她从来没有考虑过自己可能患有舌系带过短，但在她的孩子接受了舌系带过短矫正之后，她突然意识到了这一点。当她尽可能地张开嘴时，她的舌头仅抬高了大约一半的高度。她有一条不容易察觉的后舌系带，因此一直未被诊断过舌系带过短。在评估了她的舌功能和语言功能之后，我们为她施行了舌系带矫正术。手术大约持续了 1 min，没有缝合、未见出血，没有使用镇静手段。手术后，她很容易就发出了清晰的音节，而且口吃也明显减少。一周后，她回来复诊，她告诉我们尽管她在说话时仍然十分困难，但有明显的好转，肩颈部疼痛也明显缓解了，现在她希望最终能正常说话。她的丈夫和母亲也注意到了她在讲话方面的进步，这个故事并非孤立的事件。这是全国许多不同患者故事的一个缩影。

每个患者都有自身独特的故事。一位前来寻求舌系带过短矫正的母亲（她的孩子也患有舌系带过短）在 5 岁时就曾在一家大型研究型大学医院接受偏头痛治疗。她是在这家医院接受偏头痛治疗最年轻的患者，她患有的偏头痛和颈部疼痛一直持续到接受舌系带过短矫正之前。她的舌系带很明显，往前几乎一直延伸到她的舌尖。在舌系带矫正术后，她立即感受到了脖子和肩膀不再那么紧绷了，她在开车转动头部时再也不会感到疼痛了，她偏头痛的严重程度和发作频率也明显下降了。与之相对应的是，我们常常会见到患者术后在日常生活中基本活动的显著改善。

通过提出适当的问题，医师可能会明确患者的临床症状以及不同症状间的相关性。通常，医师会尽可能解决这些问题，但往往不会注意到舌系带过短。例如，如果一个人患有颞下颌关节问题，他可能会求助于他的口腔医生并最终得到一个磨牙垫，因为他被怀疑在夜间磨牙。然而，夜间磨牙也有可能是由舌系带过短导致的，因为舌系带过短会导致睡眠障碍，睡眠障碍会导致人体无法获得足够的氧气。此时，大脑试图通过让他磨牙将其唤醒，从而打开呼吸道，长期磨牙即会引起颞下颌关节出现异常。当然，这不是所有夜磨牙或磨牙症的原因，但对于夜磨牙的患者，不论是儿童还是成人，都应该充分评估他的睡眠情况。患者可能会使用夜磨牙垫，或者可能会服用肌松剂来缓解肌肉紧张并限制磨牙症状，这些手段可能都有所帮助，但往往容易掩盖病因。如果这些方式都不起效，那么就会开始治疗颞下颌关节疼痛，但可能仍然无法解决问题。大多数情况下，即使尝试了来自不同专业的所有治疗方法，医师也没有意识到要对可能存在的舌系带过短进行全面评估。对于舌系带过短并发颞下颌关节疼痛的情况，舌系带矫正术可以减轻关节症状。

我自己也是在成年后接受的舌系带过短矫正治疗。我在婴儿期存在吮乳困难，我儿童期开始的语言问题一直持续到成年后。我曾经戴用过上颌扩弓器，并进行了3 次牙齿矫正。我接受了下颌手术来矫正因上颌发育受限所导致的反𬌗，并进行了颞下颌关节手术以预防将来可能出现的关节问题。由于我每天晚上都会磨牙，我不得不戴用一个咬合板来防止牙齿过度磨耗，同时我也被要求使用肌松剂来控制磨牙症状。正颌手术后，我出现了持续性的上颌窦感染，结果经过反复的抗生素治疗和两次上颌窦手术才控制住了感染症状。鼻窦畸形可能是由鼻腔气道的不通畅引起的，而舌位过低则会造成鼻腔通气不畅。我的舌系带过短问题直到我学习口腔医学时才被发现，因为一位牙周医生发现了我由于舌系带过短所导致的牙龈萎缩。他使用激光为我进行了舌系带矫正，但只处理了靠近牙齿的一小部分舌系带，结果经过这么多年，我的口底仍有一条粗大的舌系带（却很少有人注意到）。

多年后，我的女儿也在出生后出现了吮乳困难。这时，一位哺乳顾问提到的舌系带过短引起了我的注意。通过参加相关课程和培训后，我学习了关于舌系带的所有知识。随后，我让我的同事使用 CO_2 激光对我进行了一次更加充分的舌系带矫正。术后我的舌头变得更加灵活，交谈和吞咽对我来说也变得更加容易。我可以说得更快，说得更清楚，而且我不会再在大声说话或阅读时感到费劲。在术前，我的颞下颌关节每天都会出现疼痛、绞索和杂音，这些现象在术后都奇妙地消失了，连我自己都没意识到的颈部紧张感也消失了。我真希望我能在我的婴儿阶段或是幼年阶段就能对舌系带过短问题进行这样的诊治。实际上，我至少看了 4 位口腔医生、2 位语言治疗师、3 位正畸医生、2 位口腔颌面外科医生和 2 位儿科医生，但没有人意识到这个问题。

有很多人都经历过类似的故事。如果这是你的故事，不要向后看，而要往前看。我绝不责怪那些检查过我的口腔，但没有注意到或未曾提醒过我关注舌系带过短问题的人。这一问题的根源是在医学和口腔医学中，缺乏系统的关于舌系带及其潜在影响的知识培训。本书试图鼓励学术界的其他人也加入我们一同为舌系带过短的患者治疗，并进一步研究相关问题。

（任 杰 项 立 译）

第 **6** 章　现在该怎么办？

读到这里，你可能已经确认某个你认识的人存在舌系带过短。如果你是医务工作者，你脑海中可能会浮现出几个能够通过舌系带矫正术恢复健康的患者。本章将讨论如何正确选择舌系带过短矫正医师，并为患者父母和从业医师提供一些很有益的指导，以帮助判断你所选择的舌系带过短矫正医师是否了解最新的诊治理念，是否掌握了当前最新的成功施治的治疗手段。本篇还将分享 10 个病例，患者的年龄范围从新生儿到成人。这些病例展示了患者本身舌唇受限的不同症状以及术后这些患者自身肉眼可见的改善。对于栓系口腔组织综合征的诊断和干预指征而言，患者的主诉症状和功能评估通常比外观检查更为重要。最后，本篇还将为专业人士提供进一步建议。附录收录了实用的模板文件，可能对医务工作者记录患者病史和术后护理有帮助。家长们可能会发现表格上的问题对他们也很有帮助，因为这些问题也明确指出了他们可能会遇到的功能性问题。

第 1 节　如何选择医生

我们有很多渠道可以联系到在栓系口腔组织领域造诣颇深的医师。如果你的宝宝存在舌系带过短，并且你有哺乳顾问的话，最好和他/她讨论一下这个问题。他们会为你提供一个好的建议。然而，即使在哺乳咨询师群体中，他们对于舌系带过短的知识和经验也不尽相同。如果你认为你的宝宝存在舌系带过短，那么请将此情况告知你的哺乳顾问。也许她认为宝宝确实存在舌系带过短，但可能不是什么大问题（而你认为它可能会带来严重后果），那么请联系你的朋友或母乳喂养团体寻求帮助。随着互联网社交媒体的兴起，越来越多的信息可以在网络上获取。针对婴幼儿舌系带过短、儿童舌系带过短，甚至是成人舌系带过短的互助组也相继成立。这些团体虽然是很好的资源，但也可能会引起父母不必要的担心，因此对这些网站的信息须持辩证的态度，多听取不同医生的建议，进行综合判断。这些团体虽然很有帮助，但请记住，它们是由患者父母和志愿者们推动建立的，他们的经历和经验并不能被当作专业医疗建议。如果有人分享了舌系带过短矫正的糟糕或者失败经历（这很少见，但偶有发生），其他家长可能会因为害怕而不为孩子寻求治疗。即使需要去到另一个地区，也应当尽早找到一位对于栓系口腔组织颇有造诣的专业人士来对孩子进行现场诊治。请记住，没有人能仅凭一张照片就诊断出唇系带过短或舌系带过短。

舌系带过短不是独立存在于某个特定的国家或特殊的地理环境中，世界上许多国家和地区对它的认知都在逐渐提高。互联网将人们前所未有地联系在一起，在很大程度上形成一个有利的群体，妈妈们在这里团结起来，互相支持，各自发表有用的建议和意见。这本书的一个目标就是激励医疗保健机构传播最新信息，并将舌系带评估纳入新生儿和婴幼儿的常规检查项目之中。

互联网时代，人们在购物之前都会先查看评论。无论是购买电视、车，还是在餐厅就餐，人们都想看看网络平台上的评论。对于舌系带矫正手术而言，事先了解其他人对手术的评论和观点也不失为一个好办法。

在实际诊疗中，仍存在儿科医生建议把孩子转到耳鼻喉科的情况，因为他们通常会将因扁桃体、腺样体和咽鼓管等原因导致的不适归为耳鼻喉科的诊疗范畴。他们甚至不会想到口腔医生或者儿童口腔医生可以处理这些问题。总之，在向你的儿科医生寻求转诊时，要问清楚转诊何处，在网上查看评论并询问你所在地区的哺乳顾问和其他母乳喂养妈妈。不同医生进行手术的意愿及医生的操作技术水平是不同的。

舌系带过短的儿童和成人如何选择医生

咨询手术医生的问题和手术医生的答复大多数涉及婴儿和母亲哺乳。要找到一个适合给婴幼儿做舌系带矫正手术的医生实为不易，因为婴幼儿通常不会安静地待在牙椅上。虽然舌系带过短矫正手术时间很短，大约 20 s，但婴幼儿必须在这 20 s 内一直保持不动。如果孩子情况良好，最好选择延迟手术，直到孩子能够配合医生的指令，即通常是在孩子四岁左右。如果急于手术，那就只能选择对孩子进行镇静或全身麻醉处理，并且嘱其术前进行拉伸练习。过小的孩子可能很难理解松解舌系带或进行手术的原因，在孩子稍大一点时完成手术，可能对整个家庭来说都更为轻松。如果孩子在吃饭时出现作呕，说话迟缓，睡眠质量差，或在幼儿阶段有其他大问题，并且有舌系带过短，那么早期手术的好处可能大于风险。孩子在哪个年龄阶段进行手术需根据具体情况进行判断。对于蹒跚学步的儿童，应该在不使用任何镇静剂或使用少量口服镇静药（如咪达唑仑，类似于安定）的情况下为其施行舌系带矫正手术。只有经过安全的儿科镇静训练，并有给该年龄组儿童进行舌系带矫正术的丰富经验的手术医生才能给这一年龄段的幼儿进行手术。由我们为其施行舌系带矫正手术的大多数幼儿和学龄前儿童都曾因严重的语言和进食问题接受过治疗，且很少使用镇静剂。手术时，我们会在幼儿的手术部位涂上一种让人有强烈麻木感的凝胶，他们通常会哭上一会儿（大约 10 s），然后在得到一个气球和一个奖品后，他们就会配合地坐起来，似乎没有任何不适，心情也归于平静。这样的手术给孩子带来的压力与孩子进行常规免疫接种时类似。通常情况下，父母反馈说，当天晚些时候，孩子表现得就像什么都没发生过一样。手术几天后孩子会经历轻中度的疼痛不适，但他们的疼痛通常可以用布洛芬或对乙酰氨基酚和几勺冰淇淋缓解。

　　大多数儿科医生或儿童口腔医生只诊治儿童疾病，因此青壮年和中老年人群中有舌系带矫正手术需求者可选择口腔颌面外科医生、口腔医生或耳鼻喉科医生。大龄儿童和成人舌系带矫正首选激光手术，因为激光设备在手术过程中能保证良好的可视性，可确保舌系带完全松解，手术时也不会引起患者的强烈不适，而且术后创口愈合迅速。

　　对于年龄较大的儿童，我有时会根据他们是否有可能坚持术后锻炼和拉伸伤口的情况进行缝合。如果你自认为做不到自己拉伸伤口来阻止它发生愈合粘连，那么缝线可能是一个不错的选择。要知道，与保持开放并辅以术后锻炼和肌功能治疗的松解术相比，缝合线更限制舌的灵活性和功能。此外，即使口腔医生或其他专业人士有激光设备，也并不意味着他们知道如何正确施行舌系带手术。

第 2 节　不同人群的最佳选择

婴儿

　　婴儿是幼小的人类，是需要我们帮助的弱势群体，他们更适合团队管理方式。从他们出生的第一天开始，妇产科医生、儿科医生、护理人员和哺乳顾问应共同对婴儿的舌系带状况进行初步评估。巴西有一项强制性的口腔系带检查法，类似于新生儿遗传疾病筛查法。

　　如果婴儿在医院接受检查时被发现存在明显连接到舌尖的系带，医生应及时告知其父母，父母则应当对这种潜在的、未来可能会出现问题的情况有所了解。理想情况下，应该由接受过舌系带手术训练的人来施行舌系带切除术或舌系带矫正术。这个手术过程并不复杂，但如果施行手术的医生没有经过相关训练，就容易给患儿造成更多的伤害，不仅是生理上（虽然有可能发生）的伤害，更多的是心理上的伤害。有时候，患儿会因舌系带松解不完全而出现吮乳困难，但父母认为孩子已经接受了治疗，因此就不会再寻求医生的帮助。这种治疗上的延误对婴儿和母亲的健康都是有害的，就如同舌系带问题从未被诊断出来的情况一样。那么手术程序和检查评估应如何执行呢？

　　第一个意识到孩子舌系带有问题的人应为孩子的父母推荐合适的口腔颌面外科医师，让他们先尝试非手术治疗。对于婴儿来说，第一个发现他们存在异常的人更多时候是哺乳顾问，因此哺乳顾问应该掌握关于舌系带、唇系带及其对口腔功能的影响的最新研究动态。如果怀疑宝宝舌系带存在问题，哺乳顾问应向专家咨询。无论是在医院或在社区，舌系带矫正手术应由知识渊博和经验丰富的舌系带矫正医生执行。

　　不用说，适当的院感控制程序是至关重要的，如戴手套、口罩，手卫生。但正如社交媒体上的一些关于舌系带矫正术的热门视频中所展现的那样，一些临床医生认为该手术非常简单，他们进行这类手术时不用戴手套、也不使用光源，甚至没有采用合适的姿势束缚好婴儿以减少其活动。如果上述做法不对，那么正确的做法是什么呢？首先，我们要完整记录患儿分娩的过程，任何与分娩相关的并发症、产妇维生素 K 的状况以及医院进行的干预或实施的手术都需详细记录。其次，评估孩子的症状，包括含不住乳头、胀气、吐奶、对母乳或配方奶都提不起兴趣、发出咔哒声的声响，以及通过问卷和表格（见附录）发现的其他问题。最后，评估母亲的症状，如乳头出血、乳头起水泡或皲裂、乳头疼痛、乳房引流不良、乳腺炎、乳腺堵塞、乳腺充血以及两则乳房疼痛程度不同。将所有这些因素综合评判，我们就可以得出一幅由舌系带过短引起的功能性问题的临床导图。如果婴儿没有任何症状，母亲也没有任何症状，那么从功能角度来看，婴儿可能没有舌系带过短的问题，也就没有治疗的必要。

检查

在做临床检查时，应该将婴儿放在检查台上，或膝对膝的膝板或牙椅上。首先，检查唇的紧绷性或柔韧性，特别是上颌骨的唇系带或颊系带处。然后提起唇，进行观察，如果牙乳头发白或变白，提起唇时孩子有疼痛感，上唇外侧有折痕或无法正常外翻，那么孩子很可能存在唇系带过短。当检查孩子舌下时，如果发现一层限制性的、紧绷的、厚且短的膜，那么就可明确诊断为舌系带过短。用一根手指在舌下来回移动，检查黏膜下是否紧绷——是否存在后舌系带。此外，用两手食指将舌向上提起，也能发现舌系带过短。

治疗

舌系带过短的治疗应在诊所或医院进行，手术时不宜使用镇静剂或进行全身麻醉。对于 1 岁以内的婴幼儿来说，更是没有任何正当理由使用镇静剂或进行全身麻醉。因为有能力的医生愿意并且能够在未使用镇静剂或进行全身麻醉的情况下在诊室安全有效地进行手术。如果选择剪刀作为手术器材，则需多个切口才能达到系带的完全松解。进行系带松解时视线区域内必须要有适当的照明。此外术中还必须进行适当的感染控制（或手套）和适当的婴儿束缚（使用襁褓、毛毯包裹或由助手扶着婴儿头部和身体）。如果选择激光手术则必须严格遵守激光安全协议，包括为婴儿佩戴护目镜。手术结束后妈妈应尽快在私人哺乳区给婴儿喂奶。医生应为患儿提供适当的术后指导，包括适当的伤口护理、拉伸训练和功能锻炼。这些练习应至少持续 2 周，每天至少 3 或 4 次。手术的最大风险是伤口愈合后需要重新治疗。医生在患儿离开前应指导父母帮助患儿进行拉伸训练，以减少并发症的发生。术后 1 周的随访可确保伤口愈合进展良好，避免发生粘连。如果再次出现症状，应及时就诊。

幼儿和学龄前儿童

给婴儿的建议也适用于幼儿和学龄前儿童，首先应对其进行语言评估，或者由诸如语言病理学家、职业治疗师等专家进行喂养评估。评估之后，治疗失败或者确定有系带限制表现者，应转诊到有成功矫正栓系口腔组织经验并且了解最新相关知识或已接受相关培训的手术医生处。手术医生应为患儿父母准备一份调查问卷，该调查问卷应包含能够帮助患儿父母了解舌系带过短可能影响孩子的三个方面的内容（见附录）。

问卷调查完成后，医生应对儿童进行一次彻底的检查。根据孩子自主伸舌或医生向外牵拉孩子舌头的情况来判断是否存在舌系带过短都不是最恰当的方法。让孩子躺在牙椅或检查台上，将口张大，检查者立于孩子头后侧观察口腔，用灯光进行视诊。如果不能很好地观察口腔内的情况，应咨询相关专业人士，如儿童口腔医生，因为他们有特殊的工具，比如口腔支撑器，可以在孩子不想张口时打开其口腔，这是儿童口腔医生每天都在做的事情。孩子应该能够将舌抬到上腭（或者由医生自行操作看能否将舌提起来），能够移动舌并触碰所有牙齿，能够将舌伸出到下颌一半的位置或者更下的位置。有些孩子即使能够做到这些，但其舌系带仍然对舌的活动有限制。

治疗

对这个年龄段的患儿采用全身麻醉或使用镇静剂的做法是很常见的。如果他们已经在进行另外一个手术，比如扁桃体切除术，那么同时进行麻醉或镇静就是合理的。如果要单独进行系带切除术，那么对于孩子、父母和医疗系统来说，最好是在诊室中进行手术。用 CO_2 激光，大约只需要 10 s 就能安全且完全地松解舌系带。唇系带矫正手术则通常需要 15 ～ 20 s。进行激光手术时手术者及患儿都必须佩戴护目镜，并且在手术过程当中要特别注意防止患儿意外移动。除非没有其他选择，否则不要让父母负责束缚孩子的行动。手术时父母可以在旁握住患儿的手，但通常他们会在其他房间或坐在手术间的椅子上。父母要掌握拉伸训练的方法，并于矫正手术前后与肌功能治疗师配合，帮助孩子重新训练舌肌肉，确保孩子舌功能正常。

学龄儿童和青少年

就像幼儿一样，学龄儿童和青少年应该首先尝试语言发音或进食问题的治疗，如果治疗失败、情况没有进展又怀疑存在舌系带过短，建议转诊至擅长舌系带矫正手术的医生处。患儿在完成调查问卷和进行相关检查后，被诊断出最常见的问题是后舌系带。舌尖系带在幼儿中很常见，在青少年中少见。此年龄段的患儿多在诊室进行手术，通常只需要局部麻醉（外用和注射）。一些年龄大一些的孩子或极度焦虑的青少年可能需要口服抗焦虑药。通常来说，一氧化二氮或笑气对轻中度焦虑有效，但有些患儿可能需要更强效的药物。舌系带完全松解是关键，松解前后的肌功能治疗是确保重新成功训练舌功能的好方法。通常情况下，让伤口保持开放能满足二期愈合，但如果孩子无法遵从运动锻炼或伤口拉伸的医嘱，则应该考虑用可吸收的铬肠缝合线来缝合伤口。如果不考虑运动锻炼，用缝合线缝合的伤口比开放的伤口愈合得更好，但如果要进行运动，则保持创口开放是最好的选择。

成人

长期与进食问题、吞咽问题、语言发音问题、颈部肌肉紧张、肩膀疼痛、姿势前倾、上腭狭窄和头痛作斗争的成人，大多数没有意识到自己存在舌系带过短，直到他们的孩子也被诊断出舌系带过短。医生表示舌系带过短可能有遗传因素。通常，父母中的一方或双方会意识到他们也有舌系带过短的症状，并希望松解舌系带。成人的舌系带过短情况比儿童复杂得多，他们有着多年的包袱和几十年的功能异常的后遗症。成人舌系带过短最好由全科口腔医生、口腔颌面外科医生或耳鼻喉科医生来处理，因为他们对口腔结构了如指掌，比儿童口腔医生或儿科医生更能有效地处理成人复杂的医疗问题。

对于成人来说，应在手术矫正舌系带前开始肌功能治疗，并在手术后继续进行肌功能锻炼，在治疗师的监督下进行个性化治疗方案。需要强调的是，特别是手术后，如果菱形切口是敞开的，拉伸并确保伤口持续敞开是防止再附着和症状复发的关键。在正常情况下，舌系带松解应该只涉及黏膜和结缔组织（筋膜），对于婴儿和儿童来说就是松解张力。一些外科医生也提倡深层次的松解和切除部分颏舌肌。一旦肌肉被切开，术后疼痛会从 3/10 增加到 9/10 甚至更多，会导致吞咽困难和肌肉放松时的剧痛，还会导致神经损伤、神经痛或舌感觉异常（麻木），手术并发症的风险大大增加。除非是真的需要，否则不要进行太深层次的松解，并且手术医生要能提前预知神经或血管损伤并发症并妥善处理。对大多数人来说，较浅的黏膜和筋膜松解就足以达到缓解症状和改善功能的效果。

随着研究的新进展，这些所谓的最佳选择无疑会随着时间的推移而改变，成为具有古老历史的"先天性残疾"疗诊共识的起点。更重要的是，预防和治疗由口腔异常引起的功能性障碍将有望提高一大群人的生活质量。

第 3 节　病例研究

病例分析 1

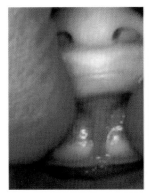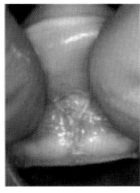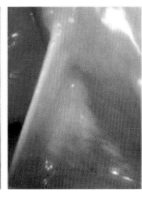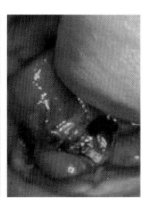

唇系带和舌系带松解手术前后对比图

　　一个出生时只有约 3.12 kg 的男婴在 3 周大的时候来到我们诊所，此时他的体重只有约 3.32 kg。男婴母亲曾咨询儿科医生宝宝是否存在舌系带过短，医生回答没有。一位朋友建议她给宝宝做一个全面的评估，于是她找到了我们。她告诉我们每次她给宝宝喂奶的时候乳头疼痛度是 9/10。于是她开始使用硅胶奶嘴罩，疼痛虽然缓解了，但她还是很不舒服。宝宝含不好硅胶奶嘴，吃奶时容易睡着或乳头从口中滑落，吃奶时会发出咔哒声。妈妈还说婴儿有反流症，经常大量吐奶。宝宝曾进行过超声检查以明确是否存在幽门狭窄，结果显示正常。宝宝还爱用牙龈咬乳头，奶嘴很难放进他的嘴里，有时醒来时会看到他面部充血、呼吸沉重。所有这些情况都让母亲觉得喂养孩子成了一项艰巨的全职工作。与此同时，这位母亲在没用硅胶乳头辅助哺乳时还会出现乳头皱巴、扁平、呈口红状，并伴有剧烈的疼痛。她的医生却告诉她乳头疼痛是正常的。

　　令人遗憾的是，同样的故事每天都在全国各地（甚至世界各地）的诊所里重复上演。这些问题往往是因为舌系带问题未经诊断、手术医生提供了错误信息或者对专业知识知之甚少造成的。和许多正在读这本书的母亲一样，正在读这本书的很多

5. Has your infant experienced any of the following?

✓ Poor latch
✓ Falls asleep while attempting to nurse
✓ Slides off the nipple when attempting to latch
___ Colic symptoms
✓ Reflux symptoms
✓ Clicking noises when nursing or taking bottle
✓ Spits up often — throws it all up
___ Gassy / Fussy often
___ Poor weight gain (Good wt. gain)

___ Gumming or chewing your nipple when nursing
✓ Unable to hold a pacifier in his or her mouth
___ Short sleeping requiring feedings every 1-2hrs
✓ Snoring, heavy breathing or any sleep apnea
✓ Feels like a full time job just to feed baby
✓ Waking up congested

Other: currently using nipple shield

6. Is your infant taking any medications? ___ Reflux ___ Thrush Name of medication: N/A

7. Has your infant had a prior surgery to correct the tongue or lip tie? If yes, when and where?
No

7. Do you have any of the following signs or symptoms?

___ Creased, flattened or blanched nipples
___ Blistered or cut nipples
___ Bleeding nipples
___ Severe pain when your infant attempts to latch (w/ shield)
✓ Mild pain when your infant latches

___ Poor or incomplete breast drainage
___ Infected nipples or breasts
___ Plugged ducts or mastitis
___ Nipple thrush
___ None of the above

婴儿的就诊记录

医生也可能遇到过这样的情况。通常情况下，这些婴儿会接受雷尼替丁等反流症药物治疗，而且由于他们的体重没有增加，母亲通常会被建议用配方奶粉进行喂养。据这位母亲称，她并没有被告知她的孩子在体重增加方面存在问题。

这个婴儿通过手术矫正了舌系带过短和唇系带过短，手术结束后立即进行母乳喂养，他的母亲当即表示喂奶时没有不适感，宝宝也能很好地含住乳头了，咔哒声也消失了。对这个现象的唯一解释是舌系带和唇系带矫正手术带来了显著效果。两周后，医生对该婴儿进行后续随访，此时他的体重约为 4.22 kg，在术后两周增加了约 907 g，相比之下，术前三周只增加了约 198 g！他的妈妈告诉我们，她不再需要使用硅胶奶嘴罩了，她的泌奶量也翻了一番！妈妈们常常认为供奶量不足是她们的"过错"，但实际上这是一个供需问题。如果婴儿不能把奶吸出来，身体就不会做出反应，就不会产生更多的奶水。

宝宝吐奶减少、体重增加，母亲疼痛减轻、泌奶量增加——这些都是诊室里经常发生的故事。前提是该医生能够胜任舌系带和唇系带矫正术，并且能出色地完成手术。这个手术无须进行全身麻醉或镇静，且术后并发症风险低，对母亲和她们的孩子来说也有很大的好处。

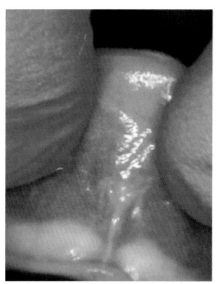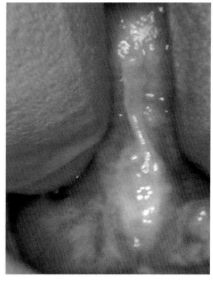

手术两周后的舌系带和唇系带愈合情况

病例分析 2

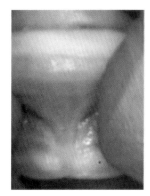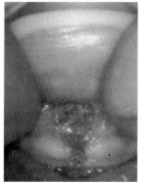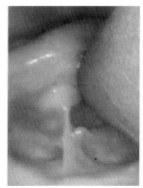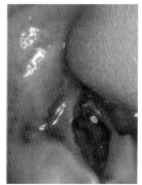

唇系带和舌系带矫正手术前后

儿科医生为这个男婴施行了舌系带矫正手术，但医生并未切开系带，而是切开了系带上方的舌体。不出所料，这次失败的手术之后婴儿的喂养问题并未得到改善。在他 6 周时他的父母找到了我们，并告诉我们孩子每次进食都花费很长时间，因此孩子非常易怒，从未心满意足地吃饱过。整整 1 h 的喂养给他的母亲造成了巨大的痛苦，因此喂奶时需要使用硅胶奶嘴罩。矫正手术之后，孩子母亲的疼痛立刻得到明显减轻，无须再使用硅胶奶嘴罩，宝宝也不再易怒和容易胀气，进食频率也恢复正常。

通常情况下，如果在修剪或切断系带后，喂养问题仍不能解决，母亲仍然反馈说疼痛和喂养困难，那么正如我们之前说过的，这是由于切口不够深（通常是多个小切口而不是一个大切口)、术后也没有强制进行锻炼或拉伸以防止伤口重新长到一起而造成的。

病例分析 3

一个近 3 周大的男婴,出生时体重约为 2.89 kg,有喉软化症病史,此时体重约为 2.98 kg。该婴儿体重增加不理想,喂养困难,喂奶效率很低,每次喂奶后,大部分奶都被他吐出来了。因此他吃奶非常费劲,也更容易因为吸进太多空气而胀气。他还一直感到饥饿,肚子胀气也让他变得易怒。他曾因喉软化症去看过耳鼻喉科,儿科医生、耳鼻喉科医生和其他医生都认为孩子体重不增加是另外的原因导致的。男婴妈妈的乳头出现了皱巴、扁平、起水泡和流血的现象,大多数时候疼痛难忍。国际专业哺乳顾问(International Board Certified Lactation Consultant, IBCLC)给这个婴儿做了评估,发现他的舌后部有一个限制性的舌系带,还存在 Kotlow III 级唇系带过短。就是这两条小小的系带给孩子带来了很大的麻烦。

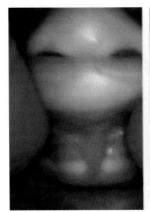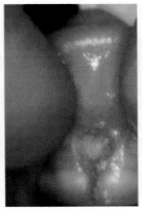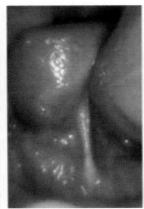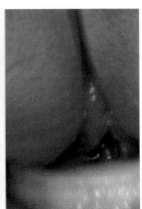

唇系带和舌系带矫正手术前后

手术时,医生采用 CO_2 激光气化,孩子的上唇系带和后舌系带都形成了一个菱形创口。孩子母亲立刻注意到宝宝较之前能更好地含住乳头,吸奶时造成的疼痛也小得多。孩子也不再吐奶,她高兴极了。1 周后,她带宝宝去耳鼻喉科检查喉软化症情况,因为耳鼻喉科想要在他体重没有增加的情况下做手术。术后一周他的体重升至约 3.23 kg,仅仅一周就增加了约 255 g。这个婴儿在出生后 3 周几乎没有增重,但现在他的增重速度比正常情况还要快——这仅仅是因为他进行了后舌系带和唇系带过短矫正手术，而在以前其他诊所的评估中这两项系带限制都没有被发现。在耳鼻喉科就诊一周后、系带矫正手术两周后，他的体重达到了约 3.59 kg——与过去的 7 天相比，体重增加了约 354 g，与过去两周相比体重增加了约 610 g。孩子妈妈说在他系带矫正术前他每次只能吃 50 mL 奶而且大部分都吐了，矫正术后两周他每次可以吃 110 mL 奶，而且一点也没吐。15 s 的系带矫正手术让宝宝体重增长明显，各项问题也有好转，由此避免了其他侵入性手术和全身麻醉。

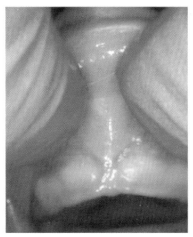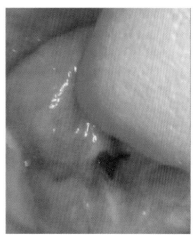

系带矫正术后两周随访舌唇情况

　　一年后，这个孩子来我们诊所进行牙齿清洁。他妈妈表示他的生长曲线已经趋于正常，喉软化问题也已经解决，一年来喂养情况良好。复查时孩子的舌和唇已经可以正常活动，他的母亲就孩子病情的良好进展向我们表达了深深的感谢。

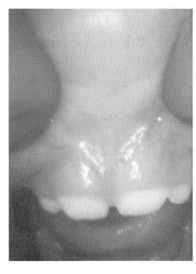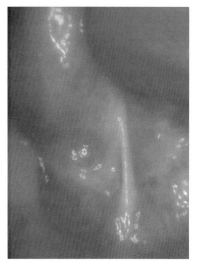

系带矫正术后 1 年随访，唇系带和后舌系带仍然存在，但功能限制较少。

病例分析 4

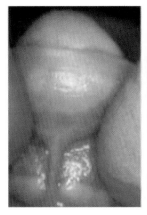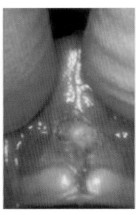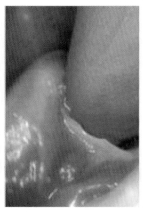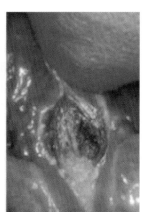

唇系带和舌系带矫正手术前后对照图

这个 3 周大的男婴出生时的体重约为 3.46 kg，现在的体重约为 3.27 kg。在被诊断出患有系带过短，经历了三天的喂养困难后，他在当地医院接受了系带矫正手术。矫正手术后，男婴母亲发现哺乳未有任何改变。系带内可见 1 mm 切口，仍有大量限制性组织残留。对于婴儿来说，在经历了最初的治疗后仍需要更完全的手术矫正，这种情况很常见。在这个病例中，该母亲哺乳的频率是正常妈妈的 3 倍，尽管母亲付出了巨大的努力，但婴儿在第三周仍然没有恢复到出生时的体重。他在吸奶时发出咔哒声，而且每次吸奶都让他母亲非常痛苦。

为了更好地解决问题，男婴母亲找到了我们。为了达到完全松解的效果，我们将他的舌系带和唇系带切口处理成菱形。术后，孩子母亲反映哺乳时她不再感到疼痛，孩子每次吃奶的时间缩短了，体重很快增加了约 255 g。男婴母亲还注意到母乳输送效果也明显好了很多。

病例分析 5

这名 36 岁的男性患者在出生后不久就被诊断为舌系带过短，在医院进行了矫正手术。但手术切除不够，所以可能没有起多大作用。许多人认为孩子是会"成长"的，因此舌系带会随着时间的推移而拉长。但这个病例清楚地表明，系带并没有随着年龄增长而拉长。如果在婴儿期舌系带受限制，或者早期手术松解不全，舌系带将一直保持这种状态直到进行彻底的手术松解为止。这名患者难以用很快的语速说话，而且说话时很容易感到疲劳，所以他学会了使用短句，还会喃喃自语或轻声说话。

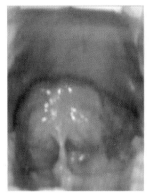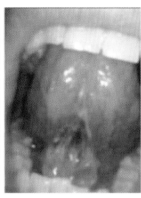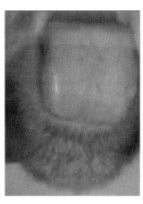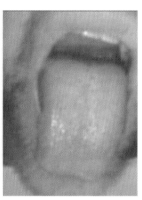

手术前后抬舌和伸舌情况对比

在充分的舌系带松解手术后，他说话更轻松了，也不会觉得累了，舌的灵活度也大大提升了。另外他还有牙列不齐问题，下前牙被拉向内侧（如图所示）。在这种程度的限制下，他是不可能充分清洁牙齿的。

病例分析 6

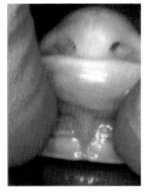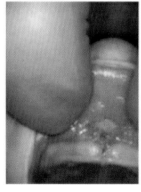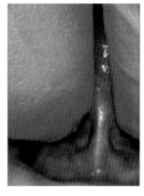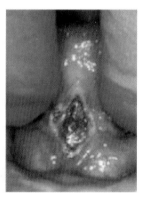

唇系带和舌系带矫正手术前后

一个 4 天大的男婴出现了哺乳衔接不良、反流、腹痛、打鼾、呼吸沉重、睡眠时间短（每 1~2 h 醒来一次）、吮乳时发出咔哒声或其他响声等情况，其母亲则出现了乳头皱褶、扁平、出血和起泡的现象，哺乳时会有剧烈疼痛，输乳管也堵塞了，最近被诊断出乳腺炎。当这位母亲询问她的宝宝是否可能是舌系带出了问题时，儿科医生却说"没有什么问题""也不存在什么舌系带问题"。这位母亲是一名语言治疗师，因此她凭借自身所学找到了问题所在。这个婴儿有一条绷紧的上唇系带和一条受限的后舌系带或黏膜下舌系带。

手术结束后，他们还在我们的诊所时，这位初为人母的妈妈立刻就注意到宝宝原有的症状消失了。乳腺炎带来的剧痛让她无法给孩子喂奶，宝宝现在奶嘴含得更深了，吃奶时没有发出咔哒声，不吵闹，也不吐奶，10 min 就喝光了 110 mL 的奶，而之前喂一次奶要花 60 min。

病 例 分 析 7

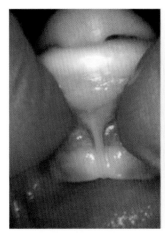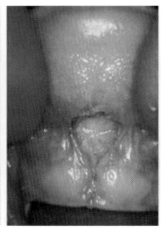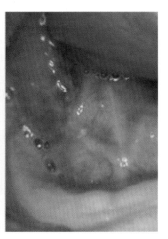

唇系带矫正手术前后，最后一张是正常的舌系带。

这个婴儿只有唇系带过短问题，舌系带没有问题。医生为其检查时，用手指滑过其舌下时没有减速带的感觉，她也能轻松地抬舌和卷曲舌头。她在翻上唇时唇系带因受限而发白并伴随疼痛，她在吃奶时唇往下卷曲。唇系带过短使她较一般人更易反胃、胀气，也更易怒。她的母亲表示宝宝含乳姿势不良、含乳浅，哺乳过程很痛苦，她的乳头也变形了，因此她不得不使用硅胶奶嘴罩来哺乳。

进行唇系带矫正手术后，所有这些问题都解决了。宝宝可以更好地含住乳头，母亲也可以更舒服地进行哺乳，不再需要硅胶奶嘴罩。接下来的 7 天宝宝的体重增加了约 482 g，而正常的体重增加应该在 198 g 左右（见下图随访记录）。不是所有的唇系带过短都会引起异常症状，但如果系带过短导致口腔功能受限，婴儿和母亲就会表现出相应症状，那么就应该由系带专家评估手术方案。一个简单的 15 s 且几乎没有风险的手术就可以挽救这种哺乳关系，减轻母亲和婴儿的痛苦。

Birth weight 6lb 13oz. Weight at initial visit 8lb 6oz. Weight today 9lb 7oz.

Did you continue to stretch the surgical sites well each day? ✓ yes ＿＿ no

Did you have follow up with your lactation consultant? ✓ yes ＿＿ no ＿＿ N/A

1. Have you noticed any difference in your baby's latch? Any improvement in other symptoms like gassiness, fussiness, reflux, choking, milk dribbling out, spitting up, sleeping better, holding a pacifier better, no clicking noise, etc.?

   yes, latching better, gassiness, fussiness, spitting up all improved

2. Have you noticed any differences for you? If baby is not breastfeeding please write N/A. (more comfortable, less pain, increased supply, normal nipple shape, no nipple shield needed etc.)

3. Anything else you have noticed since the surgery?

   no

4. Additional comments concerning your experience at our office or with the surgery?

   great experience, would recommend highly

Dr. Notes:

   didn't ever need tongue   gained one

   Noticed diffence right off bat.   pound since procedure

Thank you,

患儿随访记录

病例分析 8

一个 3 岁 4 个月大的女孩存在发音障碍、进食问题和睡眠问题。当她还是婴儿的时候，母乳喂养就格外困难，她的母亲不得不放弃母乳喂养而使用配方奶粉喂养。然而，即使使用配方奶粉，母亲也不得不用增稠剂和一个特制的奶嘴来喂她。她在 6 个月大时接受了改良的钡餐测试，她在 2 岁前都存在吞咽问题。据她母亲说，她在 3 岁时被食物噎住过，要吃完一顿饭也很难，虽然她整天都在吃东西但不会自主进食，吃下的东西也会吐出来，而且吃得很慢，她每天都在为获取营养而"战斗"。当她说话时，语速很难放快，有时还会结巴。她的睡眠是另一个让人头疼的问题。她晚上睡觉时经常踢来踢去，翻来覆去，醒来时疲惫不堪，精神不佳，睡觉时张嘴、打鼾，甚至大口喘气。她白天时也用口呼吸，并患有便秘（可能是由于咀嚼不良，因此消化不良）。

检查发现，这个小女孩存在唇系带过短，这限制了她上唇的活动，当提起上唇

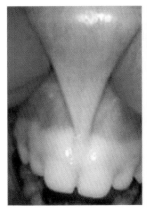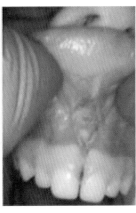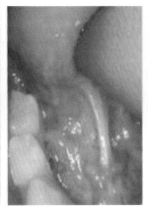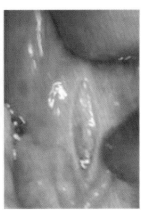

唇系带和舌系带矫正手术前后

时组织变白，尽管她的牙齿并没有间隙。此外，她还有后舌系带过短，第一次检查时不明显，但用两根手指抬起舌时可以观察到。后舌系带紧绷，致其舌的活动和功能都受到限制。手术过程很顺利，不需要使用镇静剂、一氧化二氮或全身麻醉剂，在大约 15 s 的唇系带激光切除和大约 10 s 的舌系带激光切除后，手术就完成了。唯一使用的麻醉剂是局部复合利多卡因、普鲁卡因和丁卡因凝胶。小女孩哭了 1 min 左右，然后很快就平静下来。手术那天晚上，女孩的母亲注意到女孩说话有了改善，吃东西和吞咽更容易了，也睡得更沉、更安稳了。在 1 周后的随访中，她的母亲说，她说话越来越清晰，吃饭时显得越来越安心，而且不再像以前那样进食时经常发生呛咳。她甚至还吃了鸡蛋和汉堡，这是她以前难以吞咽的食物。她的睡眠质量有了很大的改善，打鼾和口呼吸越来越少了。女孩母亲还注意到她比以前更爱流口水，但这种情况在术后第三周左右消失了。母亲和孩子在进行肌功能锻炼的同时继续做拉伸运动，持续 3 周。

本病例说明，对于存在吞咽问题和反流的婴儿，需要在奶中加入增稠剂来评估后舌系带和唇系带情况。通过激光切除的方式来矫正过短的系带要比解决这些婴儿在成长中遭受的发音、进食和睡眠方面的问题轻松得多，花费也少得多。舌系带或唇系带矫正手术虽解决了问题的根源，但有时并未关注到症状的缓解。系带矫正手术对这个年龄段（1 到 4 岁）的患儿最持久和迅速的好处是使其拥有更好的睡眠质量、更好的情绪和精力。进食问题通常会很快改善，但吞咽问题的完全解决仍需要后续治疗。语言表达能力通常在解决系带过短问题后第一周就能得到改善，但要获得最大的改善还需要一段时间和后续治疗的完成。

病例分析 9

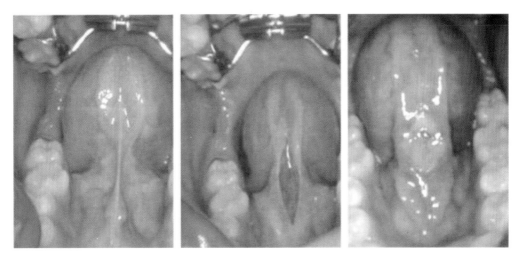

手术矫正前后对比（最后一张图是术后一周的愈合情况）

这个 12 岁 7 个月大的男孩是一个口腔科患者，他还被诊断为多动症、焦虑症和发育迟缓，尽管他非常聪明机智。男孩在语言表达方面没有什么问题，他已经接受了 4 年的治疗。他在婴儿时期就有反流病史，12 年后仍有反流症状。当他还是个婴儿的时候他就进行了腺样体和扁桃体切除。他说他每天都感受到颈部和肩膀疼痛，他习惯用口呼吸，他经常便秘，指关节和其他关节不断发出响声。他对肉食、煮熟的蔬菜、土豆泥和牛奶等食物非常挑剔，如果食物的口感不对他会立马吐出来。他还有很多睡眠问题，包括睡姿奇怪、夜磨牙、口呼吸、打鼾。他有严重的牙列拥挤，因此他的口腔内放置了上腭扩张器。

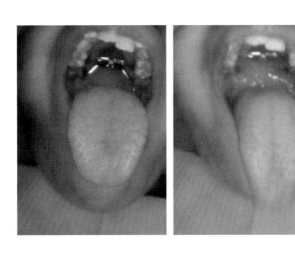

矫正手术前后伸舌情况对比。一开始舌头伸出的长度在正常范围内，但舌抬高受限，加上伴发的其他症状，让他成为手术矫正候选人。

　　检查时，乍一看，他的后舌系带完全正常。但是鉴于他的症状，医生认为应该进行更为详细的检查。经指诊，系带黏膜下部分感觉较正常更紧绷，限制性更强。他可把舌伸出到下颌的一半，这在正常范围内，但他的许多症状表明正是这个限制引发了问题。男孩母亲被告知，手术矫正至少会帮助减少他挑剔的口感症状。男孩母亲选择继续治疗，医生用 CO_2 激光、一氧化二氮和利多卡因在诊所顺利完成手术。

　　在随访中，这位母亲说手术对男孩的进食和睡眠都有很大帮助。在矫正手术后，她注意到孩子睡着之后一直处于深睡眠状态，醒来时精力充沛；手术前他每晚至少醒来一次然后去找东西吃，手术后他的进食能力显著提高，他不再厌恶有肌理的食物或蔬菜，甚至要求在三明治里加蔬菜，他以前从未这样做过；他吃饭不再磨磨蹭蹭，很快就吃完，吃东西时更放松，不再捂着脸，这些都说明他吞咽更容易了。此外，他不再频繁地掰指关节、扭动颈部和其他关节，也不再抱怨肩部疼痛。他说这是因为"颈部活动很容易"。咀嚼功能改善（因此消化更完全）后，他的便秘也减轻了。其实，这个男孩的生活质量在很大程度上就是受到他看似正常的系带的影响，系带过于紧绷影响了他的机体功能。

病例分析 10

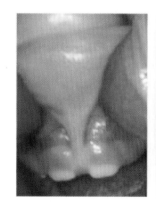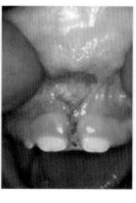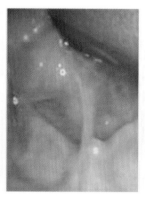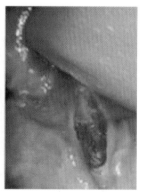

唇系带和舌系带矫正手术前后

　　这个 10 个月大的男孩被一位语言治疗师推荐去进行舌系带和唇系带评估。他和母亲都坚强地承受着哺乳问题带来的痛苦，但母亲不得不在他一个月大的时候放弃母乳喂养，因为男孩有含乳姿势不良、腹绞痛、反流和胀气的问题。母亲每次喂奶都要进行三部曲（安抚宝宝、用吸奶器吸奶、喂奶），但他的体重仍然很难增加。

吃奶时他的唇总是向下卷曲，每次吃奶都要花 60 min；他因反流症服用雷尼替丁，但效果甚微；他因复发性耳感染需要戴耳管。不幸的是，这些问题在换成奶瓶喂养后也没有改善，他仍然很难受。他的母亲是唯一能喂他的人，当他被送去日托所时他一整天只能吃不到 60 mL 的奶，因为他太沮丧，甚至连奶瓶都拿不了。他睡眠也不好，每晚醒来 3 到 4 次，一直持续到 10 个月大。他的父母身心俱疲，心力交瘁。他接受检查并被诊断为 Kotlow IV 级唇系带过短和黏膜下 Kotlow I 级后舌系带过短。系带问题不是很明显，但它却限制了舌的上抬和正常运动。

症状和功能的评估远比外观检查更重要。

在 15 s 的唇系带和 10 s 的舌系带矫正手术后，他很快被安抚好，并迅速拿起了奶瓶，期间没有大哭大闹。术后第一个晚上他睡了一整夜，一次也没醒。此后他每天晚上都睡得很安稳，这让全家的生活都焕然一新。在日托所，他能喝完一整瓶奶，而之前他只能喝四分之一。固体食物对他来说也更容易咀嚼吞咽，他越来越喜欢说话。在一周后的随访时，他甚至说了一个新词语——"dada"。

无论如何，这些都不是"最好"的病例，但在世界各地的许多诊室里，这些故事每天都在重复上演。每一个故事都可以成为一个病例研究，以此来强调切除一根小小系带会对孩子甚至是成年人的生活产生多么大的影响。

第 4 节　写在最后

　　目前关于哺乳方面的出版物相当多，而关于语言发音障碍的研究较少，关于进食方面的研究更少，关于成人舌系带过短及相关问题的研究几乎没有。本书提供了口腔系带领域里最先进和最新的理念，虽然这其中的大多数理念最终可能被证明是不完整的，因为循证哺乳是一个不断发展的领域，所以这本书只是一次谦逊的尝试。然而，这就是我们人类前进的方式。正如哈佛医学院前院长 Charles Sidney Burwell 的名言：“我们教你的知识，有一半是错的，有一半是对的。我们的问题是我们不知道哪一半是错的，哪一半是对的。”既然我们已经了解了口腔系带过短可能导致的许多功能异常，那么很明显，有语言发音问题、进食困难和睡眠障碍的儿童和成人应该由精通系带学科的人来进行评估。

　　在孩子生长发育的许多关键阶段，舌系带的正常与否对家庭能够享受的生活质量有着深远的影响。舌系带或唇系带过短的孩子及其父母深受这一问题引起的功能障碍的影响。手术矫正这些限制所带来的压力缓解比大多数人意识到的要多得多，这是栓系口腔组织综合征的一部分。感谢你们加入我们此次旅程，感谢能有这个机会，让这些患者和家庭发声，他们中的许多人已经寻觅多年，等待能倾听他们故事的人。让我们在这个不断发展的领域共同开展更多的研究和教育，并鼓励其他患者、家长和医生更加深入地了解如何才能最好地帮助那些有栓系口腔组织综合征的人。

（冉雄文　译）

附　录

延伸学习

如果有人想与我们分享关于本书的任何励志故事或建议，请访问 www.TongueTie-dAcademy.com

Baxter 博士的在线课程请访问 www.TongueTieAL.com/Professionals

Baxter 博士的网站阿拉巴马舌系带中心（Alabama Tongue-Tie Center）有更多关于舌系带的信息、视频、推荐和其他课程，网址是：www.TongueTieAL.com/Book

为专业人士选择的其他资源

栓系口腔组织（TOTS）专科培训课程，作者：Autumn R.Henning, MS, CCC-SLP, COM。http://www.chrysalisfeeding.com

国际认证哺乳顾问（IBCLC）大师班：母乳喂养二元体课程——口腔康复。https://iparentllc.wixsite.com/ibclcmasterclass

早产儿颅神经功能障碍和口腔功能受限：幼儿专业人员的多学科课程，Michelle Emanuel, OTR/L。http://www.TummyTimeMethod.com

Soroush Zaghi 博士的呼吸科课程（侧重于成人），Chelsea Pinto 博士的婴儿呼吸相关课程，均涉及多学科治疗。http://www.TheBreatheInstitute.com

GOLD 在线学习有近 30 门课程，不同的授课者从不同的角度介绍舌系带过短，有针对儿科医生、哺乳顾问、口腔医生开设的课程，还有更多与舌系带有关的课程。https://www.goldlearning.com

Kaplan 博士、Convissar 博士、Alison Hazelbaker（IBCLC）博士和 Peter Vitruk 博士合著了一本关于婴儿唇、舌系带激光矫正术的彩色图谱（*Color Atlas of Infant Tongue—Tie and Lip-Tie Laser Frenectony*），这是第一本关于唇、舌系带激光矫正的教科书。https://www.laserfrenectomybook.com

由 Alison Hazelbaker 博士（IBCLC, CST, RCST）撰写的《舌系带过短的形成、

影响、评估和治疗》（*Tongue—Tie Morphogenesis , Impact, Assessment and Treatment*）是一本有益的参考书，书中详细介绍了舌系带过短的历史及其对哺乳期婴儿的主要影响，还论述了经过她验证的评估方案——Hazelbaker 舌系带功能评估工具（HATLFF）。http://www.alisonhazelbaker.com/tongue-tie-book/

语言病理学家 Carmen Fernando 的《舌系带过短：从困惑到清晰》（*Tongue—Tie—From Confusion to Clarity*）一书以电子书和平装本的形式出版，讨论了与舌系带过短有关的喂养和发音问题，及舌系带过短的评估手段。https://tonguetie.net/the-book/

Larry Kotlow 博士是一位研究舌系带的先驱，他编写了许多有用的讲义，可以通过访问 http://www.kiddsteeth.com 来获取。他的新书 *SOS 4 TOTS* 提供了有用的参考，讲述了口腔组织被束缚的婴儿以及其母亲的故事。

登录 www.AnkylossiaBodyworkers.com，找到或加入多学科的 TOTs Bodywork 团队，该团队为家长提供各种研究信息和治疗指南。你可以在网站的专家名录中找到附近的专家。

获取 Bob Convissar 博士和 Marty Kaplan 博士的舌系带过短和激光课程可以访问以下网站：http://fullspectrumseminars.com。

Bobby Ghaheri 博士的博客和脸书（Facebook）页面会定期更新有用信息。http://www.drghaheri.com/blog/www.Talktools.com 为患儿、治疗师和家长提供口腔定位疗法（OPT）技术、培训和工具。他们的治疗技术在进食和言语问题治疗中增加了触觉相关内容，使患儿能够"感受到"运动对提高语言清晰度的必要性。

与舌系带过短有关的专业组织

国际舌系带专家协会（International Affiliation of Tongne-Tie Professionals, IATP），https://tonguetieprofessionals.org/

国际口腔系带专家联盟（International Consortium of Oral Ankylofrenula ProfessionalsProfessionals, ICAP），http://www.icapprofessionals.com/

（Amecican Laser Study Club, ALSC），http://www.americanlaserstudyclub.org

肌功能治疗资源

国际口腔颌面部肌肉学协会（IAOM），http://iaom.com

肌功能治疗学会（AOMT），https://aomtinfo.org

肌功能学应用学院 （AAMS），https://aamsinfo.org/

Coulson 研究所，https://coulsoninstitute.com/

行为健康科学研究院，https://www.bp.edu/

家长资源

Bobby Ghaheri 博士的博客是了解更多信息的绝佳资源。他直言不讳地为患者和他们的母亲辩护，尤其是那些唇/舌系带过短的婴儿。他经常讲课，并且有一个脸书（Facebook）页面，定期更新有用的信息。http://www.drghaheri.com/blog/ ,https://www.facebook.com/DrGhaheriMD/

脸书（Facebook）群组

舌系带过短婴儿援助群

唇舌系带过短婴儿援助群

舌系带过短儿童群

舌系带过短成人援助群

特定地点群体援助群（州和地区）

"首选医生名单"，https://www.tt-lt-support-network.com/

www.AnkyloglossiaBodyworkers.com，专门为评估和治疗婴幼儿的治疗师提供信息、研究和医生目录。

www.TummyTimeMethod.com，是提供俯卧训练方法教育和支持的一个网络，包括相关医生目录。

www.Pathways.org，为家长和专业人士提供免费的研究进展信息。

婴儿舌系带问卷

患儿姓名_____ 　出生日期_____ 　就诊日期_____

医疗问题_____ 　心脏病_____ 　出血性疾病_____ 　其他_____

□男□女 　出生体重_____ 　现在体重_____ 　出生医院_____

□顺产□剖腹产 　有无分娩并发症？_____

目前是否母乳喂养？□是□否 　如果不是，停止母乳喂养多久了_____

病史：

1. 婴儿通常在出生时注射维生素 K，你的宝宝是否注射过维生素 K？□是□否

2. 你的宝宝是否早产？□是□否，如果是，_____周

3. 你的宝宝是否有心脏疾病？□是□否

4. 你的宝宝是否做过手术？□是□否

5. 你的宝宝经历过以下情况吗？请打√或根据需要详细说明

□乳房或奶瓶含得浅 　　　　　　　　　□哺乳时咬或啃乳头

□吃奶时睡着 　　　　　　　　　　　　□奶嘴容易掉落，不喜欢含在嘴里

□吮吸时乳头滑动或弹出 　　　　　　　□哺乳/喂奶瓶时口角溢奶

□肠绞痛、经常哭闹 　　　　　　　　　□睡眠时间短，需 1~2 h 喂奶一次

□反流症状 　　　　　　　　　　　　　□打鼾，呼吸嘈杂或口呼吸

□吃奶时发出咔哒声或啪嗒声 　　　　　□感觉哺乳婴儿像一份全职工作

□经常吐奶？量/频率_____ 　　　　□经常鼻塞

□吃奶时作呕，噎住，咳嗽 　　　　　　□宝宝在吮乳或吸奶瓶时感到沮丧

□胀气（嘟嘟声很多）/经常吹毛求疵 　宝宝进食 1 次需要多长时间？_____

□体重增加不良 　　　　　　　　　　　宝宝多久进食一次？_____

□经常打嗝

□哺乳或吸奶瓶时，嘴唇向下卷曲

6. 你的宝宝是否在服用任何药物？□反流□鹅口疮 　药物名称_____

7. 你的宝宝之前是否做过舌或唇系带矫正手术？如果是，什么时候，在哪里，谁做的？

_____

8. 你有以下任何症状或体征吗？请打√或根据需要详细说明

□乳头起皱、扁平或变白 　　　　　　　□乳腺引流不畅或不完全

□口红形的乳头 　　　　　　　　　　　□乳房或乳头感染

□乳头起泡或开裂 　　　　　　　　　　□乳腺导管堵塞、充血，乳腺炎

□乳头出血 　　　　　　　　　　　　　□乳头鹅口疮

第一次乳头闭锁时的疼痛等级（1~10 级）_____ 　□使用乳头硅胶罩

哺乳疼痛的等级（1~10 级）_____ 　　　　　□宝宝喜欢偏侧吮乳（右/左）_____

儿科医生：_____ 　　电话号码：_____

哺乳顾问：_____ 　　电话号码：_____

介　绍　人：_____ 　　医生签名：_____

（改编自 Dr. Larry Kotlow, DDS）

Alabama 舌系带中心婴儿评估表

患儿姓名＿＿＿＿＿＿＿＿＿＿　　　　　日期＿＿＿＿＿＿＿＿＿＿＿＿＿＿＿

（以下由医生填写）

唇系带：　　　1　　2　　3　　4

外观：薄/厚　　　纤维型/肌肉型　　条索形/三角形

唇部评估：

• 上唇有硬茧或水泡？　　是/否　　　水泡布满整个上唇？　　是/否

• 上唇卷曲外翻？（凸缘）　　是/否

• 上唇伸展并卷曲到鼻尖？　　是/否

• 上提上唇时牙龈发白？　　是/否

• 肌张力：紧张 / 柔韧

颊系带：　　无　　颊部减速带：右/左　　　活动受限：右/左

舌部评估：

舌系带分类：1.黏膜下　2.明显可见　3.接近舌尖　4.达到舌尖

前舌系带：

• 系带宽度：无 / 轻度<1 mm / 中度 2～5 mm / 重度>5 mm

　1.手指扫动障碍：小减速带 / 中减速带 / 栅栏

　2.舌回缩时牙龈发白？是/否

　3.舌尖溃疡或起泡？是/否

• 舌形：缺口 / 分叉 / 杯形 / 心形 / 向下折叠 / 方形 / 叶片 / 圆形 / 钝型

后舌系带：

• 手指扫动：减速带 / 中减速带 / 栅栏 / 帐篷 / 埃菲尔铁塔 / 绳索

• 外观：

　1.无

　2.短<5 mm / 中等 5～10 mm / 长>10 mm

　3.舌纤维：细 / 粗

　4.纤维伸入：前 1/3，中 1/3，后 1/3

　5.深 / 隐蔽（收缩 / 黏膜下可见）

• 对手指的吸力：无 / 弱 / 强 –//钳夹或咬伤 – 紊乱

• 保留奶嘴：是 / 否

• 舌循环：连续不断波 / 短脉冲加长休息 / 活塞进出 / 震颤 / 杂乱无章

• 舌：后抬高 / 前尖 / 两侧卷曲 / 叶片状 / 杯状

• 腭：平坦 / 正常 / 高拱形 / 气泡形

• 腭裂：软组织裂 / 骨裂

（改编自 Dr. Marty Kaplan, DDS）

婴儿系带矫正术后指导

你的目标是让系带尽可能早地愈合和重建。你应该像在口腔检查时一样，让婴儿躺在床上或沙发上，背对着你进行舌的拉伸练习。在术后第二天即可开始进行舌拉伸训练持续 7～10 天。拉伸时应戴手套（首选）或用修剪指甲后的干净手进行操作。

1. 如果唇系带也矫正过，先将手指放在唇部的转折处把嘴唇尽可能高地向上和向外牵拉，你可以看到白色菱形创口，将唇牵拉至盖过鼻孔。头一两天创口可能会轻微出血，这不是问题。

2. 用一根或两根手指，放在白色菱形创口正上方，将舌向上和向后提起，并保持 10 s。头一两天创口可能会轻微出血，这不是问题。

3. 关键是尽量将唇部，尤其是舌的菱形创口张开。如果你发现它变得粘连紧致，请多拉伸一点以将其张开，避免粘连。

4. 最好每天重复 6 次（最少 4 次，在每天的不同时段）。

5. 重复 3 周。

6. 在其他时候，每天用干净的手指在孩子嘴里玩几次，以免孩子的口腔厌恶你的手指。挠嘴唇、牙龈，或让孩子吮吸你的手指。

7. 孩子俯卧的时间尽可能长。

8. 术后第一天，系带松解的区域会形成湿痂，它显得又白又软，也可能会变成黄色甚至绿色，这不是感染，只是正常的口腔内结痂。白色或黄色区域将每天纵向变小，愈合会一直持续！因此，即使白痂愈合，你也必须继续进行拉伸，否则新形成的系带不会变得尽可能长，并且可能需要二次手术。如果你有任何疑虑，请联系我们诊室。

如果需要进行母乳喂养，与哺乳顾问进行随访至关重要。奶瓶喂养的婴儿将受益于访问喂养治疗师。康复治疗师（脊椎按摩治疗师、颅骶治疗师等）也能提供帮助。你应该期待第一天有一次更好的喂食（第二天有两次更好的喂食，以此类推）。有时喂食会立即产生明显的差异，有时则需要几天时间。抚摸、温水浴和舒缓的音乐对安抚宝宝非常有益。

对于疼痛，请确保回家后即给孩子服用儿童泰诺（160 mg/5 mL），然后每隔 4～6 h 服用一次，连服 2～3 天。体重约为 2.72～3.63 kg（原书为 6～8 磅）的婴儿服用 40 mg 或 1.25 mL，约为 4.08～4.99 kg（原书为 9～11 磅）的婴儿服用 2 mL，约为 5.44～6.35 kg（原书为 12～14 磅）的婴儿服用 80 mg 或 2.5 mL，约为 6.80～7.71 kg（原书为 15～17 磅）的婴儿服用 3 mL。如果你的孩子 6 个月大，体重约为 5.44～7.71 kg（原书为 12～17 磅），可以服用婴儿布洛芬 1.25 mL（50 mg）。如果你的宝宝拒绝吮乳或看起来似乎很痛苦，请确保泰诺的剂量正确。

术后当晚或第二天孩子的嘴唇会轻微肿胀，这是正常的，一两天后即可消退。孩子的手术部位会痛几天，一周左右就会好转，两周后会恢复到正常状态。

（改编自 Dr. Greg Notestine, DDS）

儿童舌系带问卷

患儿姓名＿＿＿＿＿＿＿　出生日期＿＿＿＿＿＿＿＿＿＿　年龄＿＿＿＿＿＿　就诊日期＿＿＿＿＿＿＿＿＿

医疗问题＿＿＿＿＿＿＿＿＿＿＿＿＿＿＿＿＿＿＿＿＿＿＿　服药史＿＿＿＿＿＿＿＿＿＿＿＿＿＿＿＿＿＿

过敏史＿＿＿＿＿＿＿＿＿＿＿＿＿＿＿＿＿＿＿　舌系带既往手术史＿＿＿＿＿＿＿＿＿＿＿＿＿＿＿（日期）

你的孩子是否经历过以下任何问题？请打√或根据需要加以说明。

言语问题

- □沟通受挫
- □难以被父母理解
- □难以被外人理解
- ＿＿＿＿％时间你能理解孩子
- □很难快速说话
- □吐词困难（自创词组）
- □发音困难（哪些音）＿＿＿＿＿＿＿＿
- □说话延迟（什么时候）＿＿＿＿＿＿＿
- □口吃
- □说长句较难被人理解
- □语音治疗（多长时间）＿＿＿＿＿＿
- □喃喃自语或轻声细语
- □牙牙儿语

婴儿时期的母乳喂养或奶瓶喂养问题

- □哺乳疼痛或乳头封闭不好
- □体重不足
- □食管反流或吐奶
- □无法包住奶嘴
- □吃奶时口腔溢奶
- □母乳供应不足
- □母亲哺乳时需要使用乳头硅胶罩
- □吃奶时发出咔哒声或咂嘴声
- □其他

其他相关问题

- □颈部或肩部疼痛或紧张
- □颞下颌关节疼痛，发出咔哒声或爆裂声
- □头痛或偏头痛
- □强烈的呕吐反射
- □白天张口呼吸
- □之前切除过扁桃体或腺样体
- □之前切除过咽鼓管
- □食物反流（药物或未用药）
- □多动症（ADHD）、注意力缺陷障碍（ADD）
- □便秘

喂养问题

- □吃东西时有挫败感
- □难以过渡到固体食物
- □慢食者（剩饭）
- □整天都在进食
- □像花栗鼠一样把食物塞在颊部
- □挑食（哪些食物）＿＿＿＿＿＿＿＿
- □吃饭时易呛食或呕吐
- □吐食
- □其他

睡眠问题

- □睡姿奇怪
- □整晚拳打脚踢
- □睡觉时常醒
- □尿床
- □醒来疲惫不堪或精神不振
- □夜磨牙
- □张口睡觉
- □睡觉时打鼾（频率）＿＿＿＿＿＿＿＿
- □睡觉时喘息或呼吸停止（睡眠呼吸暂停）

任何其他我们需要知道的

儿科医生：＿＿＿＿＿＿＿＿＿＿＿　　语言治疗师：＿＿＿＿＿＿＿＿＿＿＿

介绍人：＿＿＿＿＿＿＿＿＿＿＿　　医生签名：＿＿＿＿＿＿＿＿＿＿＿

儿童系带矫正术后指导

舌系带矫正术（舌系带过短）：

你的目标是让系带尽可能早地愈合和重建。

1. 用干净的或戴手套的手指，在舌尖的菱形创面顶部提起舌。你的目标是看到整个菱形创面张开并拉长。当它被拉伸或重新打开时，可能会有轻微出血，但这不是问题。术后第二天早上即开始这样做。如果可能的话，试着把它当成一个充满趣味的游戏。

2. 在每天的不同时段重复 3 次，连续 3 周。

3. 鼓励孩子尽可能多地移动舌，将舌伸出口外并保持 10 s，向左、向右伸出，张大口并抬起舌，发出咔哒声，然后清洁牙齿。尽可能多地做这些练习，每天至少尝试 4 次。

4. 系带松解区域在术后第一天会形成湿痂，由于潮湿，因此它呈白色或黄色且质地柔软。这个区域就是你要拉伸的地方。愈合会在痂下发生，就像你身体其他地方的擦伤一样。白色区域会一天天变小，但愈合仍在持续发生！因此，即使白痂愈合，你也必须要继续拉伸，否则新系带不会尽可能伸长，并且孩子可能需要重复进行手术。

唇系带矫正术（唇系带过短）：

你的目标是让系带尽可能早地愈合和重建。

1. 将唇尽可能向上拉，足以压住鼻子。你将看到整个白色菱形切口打开的情形。轻轻用力按压切口以按摩它并保持菱形创面张开。这样做可能会有轻微出血，但这不是问题。如果可能的话，试着把它当作一个充满趣味的游戏。

2. 在每天的不同时段重复 3 次，连续 3 周。

3. 系带松解区域在术后第一天会形成湿痂，由于潮湿，因此它呈白色或黄色且质地柔软。这个区域就是你要拉伸的地方。愈合会在痂下发生，就像你身体其他地方的擦伤一样。白色区域会一天天变小，但愈合仍在持续发生！因此，即使白痂愈合，你也必须继续拉伸，否则新系带不会尽可能伸长，并且孩子可能需要重复进行手术。

孩子可以吃他或她能接受的任何食物。最初几天需要止痛，此时应根据体重按照包装上的指示服用美林（布洛芬）或泰诺。唇系带矫正后，孩子的唇部可能会在当晚或第二天轻微肿胀，这是正常的，一两天后肿胀会消退。伤口会痛几天，一周后就会好很多，两周后疼痛几乎就会消失。第一天轻微发烧是正常的。他们应该正常饮食和睡眠。如果你担心创口重新长在一起，可以到医院或通过电子邮件发送照片给医生进行随访，还可跟随肌功能治疗师和康复治疗师（脊椎按摩治疗师、颅骶治疗师）进行全身康复治疗。

（改编自 Greg Notestine, DDS）

儿童系带矫正术后随访问卷

患儿姓名＿＿＿＿＿＿＿＿＿＿　　　出生日期＿＿＿＿＿＿＿＿＿＿

就诊日期＿＿＿＿＿＿＿＿＿＿　　　术后天数＿＿＿＿＿＿＿＿＿＿

你的孩子是否有以下任一方面的改善或改变?

说明： 请在任一有改进的问题前打√

言语问题	**喂养问题**
□更易于沟通	□吃东西时的挫败感减轻
□更容易被父母理解	□更容易吃固体食物
□更容易被外人理解	□吃得更快
□说得更快	□更好地吃完饭
□更容易吐词（不是自创词组）	□全天进食次数减少
□发音更容易（哪些音）＿＿＿＿＿	□很少把食物包在嘴里
□会说新词＿＿＿＿＿＿＿	□挑食减少（哪些食物）＿＿＿＿＿
□口吃减少	□更少呛食或呕吐
□说长句时更容易被人理解	□吐食减少
□咕哝或轻声细语减少	□其他
□儿语减少	

睡眠问题	**其他相关问题**
□奇怪的姿势减少	□颈肩疼痛或紧张减少
□晚上很少拳打脚踢	□颞下颌关节疼痛、咔哒声或爆裂声减少
□睡眠更深，醒的次数更少	□头痛或偏头痛减少
□尿床减少	□呕吐反应不强烈
□睡醒后精力充沛	□白天张口/张口呼吸减少
□夜磨牙减少	□食物反流减少
□张口睡觉减少	□注意力更持久
□睡觉时打鼾减少	□多动问题减少
□少喘气或呼吸停止	□便秘减少

你从这次调查中看到了多少改进?（圈出其中一个）

言语：

| 显著改善 | 中度改善 | 轻微改善 | 无变化 | 不适用 |

喂养：

| 显著改善 | 中度改善 | 轻微改善 | 无变化 | 不适用 |

睡眠：

| 显著改善 | 中度改善 | 轻微改善 | 无变化 | 不适用 |

（任道普　唐　洪　译）

参考文献

［1］Marasco L. Letter to the editor regarding N. Sethi, et al., benefits of frenulotomy in infants with ankyloglossia, IJPO（2013）, http: //dx.doi.org/10.1016/j.ijporl.2013.02.005. *Int J Pediatr Otorhinolaryngol*, 2014, 78（3）: 572.

［2］Hong SJ, Cha BG, Kim YS, Lee SK, Chi JG. Tongue Growth During Prenatal Development in Korean Fetuses and Embryos. *J Pathol Transl Med*, 2015, 49（6）: 497-510.

［3］Pompéia LE, Ilinsky RS, Ortolani CLF, Faltin K Júnior. Ankyloglossia and Its Influence on Growth and Development of The Stomatognathic System. *Rev Paul Pediatr*, 2017, 35（2）: 216-221.

［4］Obladen M. Much ado about nothing: two millennia of controversy on tongue-tie. *Neonatology*, 2010, 97（2）: 83-89.

［5］Fernando C. Tongue Tie-from Confusion to Clarity: A Guide to the Diagnosis and Treatment of Ankyloglossia. Tandem Publications, 1998.

［6］Ip S, Chung M, Raman G, Chew P, Magula N, DeVine D, et al. Breastfeeding and maternal and infant health outcomes in developed countries. *Evid Rep Technol Assess*, 2007, （153）: 1-186.

［7］Stuebe A. The risks of not breastfeeding for mothers and infants. *Rev Obstet Gynecol*, 2009, 2（4）: 222-231.

［8］Kramer MS, Kakuma R. Optimal duration of exclusive breastfeeding. *Cochrane Database Syst Rev*, 2012, （8）: CD003517.

［9］Messner AH, Lalakea ML. Ankyloglossia: controversies in management. *Int J Pediatr Otorhinolaryngol*, 2000, 54（2-3）: 123-131.

［10］Buryk M, Bloom D, Shope T. Efficacy of neonatal release of ankyloglossia: a randomized trial. *Pediatrics*, 2011, 128（2）: 280-288.

［11］Berry J, Griffiths M, Westcott C. A double-blind, randomized, controlled trial of tongue-tie division and its immediate effect on breastfeeding. *Breastfeed Med*, 2012, 7（3）: 189-193.

［12］Geddes DT, Langton DB, Gollow I, Jacobs LA, Hartmann PE, Simmer K. Frenulotomy for breastfeeding infants with ankyloglossia: effect on milk removal and sucking mechanism as imaged by ultrasound. *Pediatrics*, 2008, 122（1）: e188-194.

［13］O'Callahan C, Macary S, Clemente S. The effects of office-based frenotomy for anterior and posterior ankyloglossia on breastfeeding. *Int J Pediatr Otorhinolaryngol*, 2013, 77（5）: 827-832.

［14］Ghaheri BA, Cole M, Fausel SC, Chuop M, Mace JC. Breastfeeding improvement following tongue-tie and lip-tie release: A prospective cohort study. *Laryngoscope*, 2017, 127（5）: 1217-1223.

［15］Ghaheri BA, Cole M, Mace JC. Revision Lingual Frenotomy Improves Patient-Reported Breastfeeding Outcomes: A Prospective Cohort Study. *J Hum Lact*, 2018, 890334418775624.

［16］Hogan M, Westcott C, Griffiths M. Randomized, controlled trial of division of tongue-tie in infants with feeding problems. *J Paediatr Child Health*［Internet］, 2005, Available from: http: //onlinelibrary.wiley.com/doi/10.1111/j.1440-1754.2005.00604.x/full

［17］Kotlow LA. Oral diagnosis of abnormal frenum attachments in neonates and infants: evaluation and treatment of the maxillary and lingual frenum using the Erbium: YAG laser. *J Pediatric Dent Care*, 2004, 10（3）: 11-14.

［18］Kotlow L. Diagnosis and treatment of ankyloglossia and tied maxillary fraenum in infants using Er: YAG and 1064 diode lasers. *Eur Arch Paediatr Dent*, 2011, 12(2): 106-112.

［19］Kotlow LA. Ankyloglossia (tongue-tie): a diagnostic and treatment quandary. *Quintessence Int*, 1999, 30(4): 259-262.

［20］Emond A, Ingram J, Johnson D, Blair P, Whitelaw A, Copeland M, et al. Randomised controlled trial of early frenotomy in breastfed infants with mild-moderate tongue-tie. *Arch Dis Child Fetal Neonatal Ed*, 2014, 99(3): F189-195.

［21］Smith GCS, Pell JP. Parachute use to prevent death and major trauma related to gravitational challenge: systematic review of randomised controlled trials. *BMJ*, 2003, 327(7429): 1459-1461.

［22］Osband YB, Altman RL, Patrick PA, Edwards KS. Breastfeeding education and support services offered to pediatric residents in the US. *Acad Pediatr* 2011, 11(1): 75-79.

［23］Siegel SA. Aerophagia Induced Reflux in Breastfeeding Infants With Ankyloglossia and Shortened Maxillary Labial Frenula (Tongue and Lip Tie). *International Journal of Clinical Pediatrics*, 2016, 5(1): 6-8.

［24］de Castro Martinelli RL, Marchesan IQ, Gusmão RJ, de Castro Rodrigues A, Berretin-Felix G. Histological characteristics of altered human lingual frenulum. *International Journal of Pediatrics and Child Health*, 2014, 2: 5-9.

［25］Coryllos E, Genna CW, Salloum AC, Others. Congenital tongue-tie and its impact on breastfeeding. Breastfeeding: Best for Mother and Baby, 2004, 1-6.

［26］Pransky SM, Lago D, Hong P. Breastfeeding difficulties and oral cavity anomalies: The influence of posterior ankyloglossia and upper-lip ties. *Int J Pediatr Otorhinolaryngol*, 2015, 79(10): 1714-1717.

［27］Kotlow LA. Diagnosing and understanding the maxillary lip-tie (superior labial, the maxillary labial frenum) as it relates to breastfeeding. *J Hum Lact*, 2013, 29(4): 458-464.

［28］Flinck A, Paludan A, Matsson L, Holm AK, Axelsson I. Oral findings in a group of newborn Swedish children. *Int J Paediatr Dent*, 1994, 4(2): 67-73.

［29］Ghaheri B. Lip-Tie vs. Normal Frenum［Internet］. Bobby Ghaheri MD Facebook Blog Post2017［cited 2018 May 29］; Available from: https://www.facebook.com/DrGhaheriMD/photos/a.451553228339392.1073741829. 329432813 884768/807144299446948/?type=3

［30］Santa Maria C, Aby J, Truong MT, Thakur Y, Rea S, Messner A. The Superior Labial Frenulum in Newborns: What Is Normal? Glob Pediatr Health, 2017, 4: 2333794X17718896.

［31］Centers for Disease Control and Prevention. Breastfeeding Report Card, CDC, 2016.

［32］Section on Breastfeeding. Breastfeeding and the use of human milk. *Pediatrics*, 2012, 129(3): e27-41.

［33］Odom EC, Li R, Scanlon KS, Perrine CG, Grummer-Strawn L. Reasons for earlier than desired cessation of breastfeeding. *Pediatrics*, 2013, 131(3): e26-32.

［34］Hazelbaker AK. The assessment tool for lingual frenulum function (ATLFF): Use in a lactation consultant private practice, 1993.

［35］Srinivasan A, Dobrich C, Mitnick H, Feldman P. Ankyloglossia in breastfeeding infants: the effect of frenotomy on maternal nipple pain and latch. *Breastfeed Med*, 2006, 1(4): 216-224.

［36］Martinelli RL de C, Marchesan IQ, Berretin-Felix G. Lingual frenulum protocol with scores for infants. *Int J Orofacial Myology*, 2012, 38: 104-112.

［37］Lopes de Castro Martinelli R, Queiroz Marchesan I, Berretin-Felix G. Protocolo de avaliação do frênulo lingual para bebês: relação entre aspectos anatômicos e funcionais. Revista CEFAC［Internet］, 2013, 15(3). Available from: http://www.redalyc.org/html/1693/169327929012/

[38] Martinelli RL de C, Marchesan IQ, Lauris JR, Honório HM, Gusmão RJ, Berretin-Felix G. Validade e confiabilidade da triagem: "teste da linguinha." *Rev CEFAC*, 2016, 18(6): 1323–1331.

[39] FDA. FDA review results in new warnings about using general anesthetics and sedation drugs in young children and pregnant women [Internet]. FDA Drug Safety Communications2016 [cited 2018 May 29]; Available from: https: // www.fda.gov/downloads/Drugs/DrugSafety/UCM533197.pdf

[40] Reddy SV. Effect of general anesthetics on the developing brain. J Anaesthesiol Clin Pharmacol [Internet] 2012; Available from: https: //www.ncbi.nlm.nih.gov/pmc/articles/PMC3275974/

[41] Rhoades DR, McFarland KF, Finch WH, Johnson AO. Speaking and interruptions during primary care office visits. *Fam Med*, 2001, 33(7): 528–532.

[42] Romanos GE, Belikov AV, Skrypnik AV, Feldchtein FI, Smirnov MZ, Altshuler GB. Uncovering dental implants using a new thermo-optically powered (TOP) technology with tissue air-cooling. *Lasers Surg Med*, 2015, 47(5): 411–420.

[43] Georgios E. Romanos D. Diode Laser Soft-Tissue Surgery: Advancements Aimed at Consistent Cutting, Improved Clinical Outcomes. Compend Contin Educ Dent [Internet] 2013 [cited 2018 Jun 18]; Available from: https: // cced.cdeworld.com/courses/20875-Diode_Laser_Soft-Tissue_Surgery: Advancements_Aimed_at_Consistent_Cutting-Improved_Clinical_Outcomes

[44] Shavit I, Peri-Front Y, Rosen-Walther A, Grunau RE, Neuman G, Nachmani O, et al. A Randomized Trial to Evaluate the Effect of Two Topical Anesthetics on Pain Response During Frenotomy in Young Infants. *Pain Med*, 2017, 18 (2): 356–362.

[45] Ovental A, Marom R, Botzer E, Batscha N, Dollberg S. Using topical benzocaine before lingual frenotomy did not reduce crying and should be discouraged. *Acta Paediatr*, 2014, 103(7): 780–782.

[46] Shah PS, Herbozo C, Aliwalas LL, Shah VS. Breastfeeding or breast milk for procedural pain in neonates. Cochrane Database Syst Rev, 2012, 12: CD004950.

[47] Simonse E, Mulder PGH, van Beek RHT. Analgesic effect of breast milk versus sucrose for analgesia during heel lance in late preterm infants. *Pediatrics*, 2012, 129(4): 657–663.

[48] So T-Y, Farrington E. Topical benzocaine-induced methemoglobinemia in the pediatric population. *J Pediatr Health Care*, 2008, 22(6): 335–9; quiz 340–341.

[49] Haytac MC, Ozcelik O. Evaluation of patient perceptions after frenectomy operations: a comparison of carbon dioxide laser and scalpel techniques. *J Periodontol*, 2006, 77(11): 1815–1819.

[50] Woolridge MW. The "anatomy" of infant sucking. *Midwifery*, 1986, 2(4): 164–171.

[51] Elad D, Kozlovsky P, Blum O, Laine AF, Po MJ, Botzer E, et al. Biomechanics of milk extraction during breast-feeding. *Proc Natl Acad Sci USA*, 2014, 111(14): 5230–5235.

[52] Chu MW, Bloom DC. Posterior ankyloglossia: a case report. *Int J Pediatr Otorhinolaryngol*, 2009, 73(6): 881–883.

[53] Kotlow LA. The influence of the maxillary frenum on the development and pattern of dental caries on anterior teeth in breastfeeding infants: prevention, diagnosis, and treatment. *J Hum Lact*, 2010, 26(3): 304–308.

[54] Hearnsberger D. Eat-Drink-Be Nourished: Development and Disorder in Pediatric Feeding [Internet]. Available from: https://www.eatdrinkbenourished.com/

[55] Hazelbaker A. Lactation Education Resources-Alison Hazelbaker: Online Video Conference [Internet]. [cited 2018 Jun 29]; Available from: https://www.lactationtraining.com/our-courses/online-conferences/alison-hazelbaker-conference

［56］Gatto K. Understanding the Orofacial Complex: The Evolution of Dysfunction. *Outskirts Press*, 2016.

［57］Bahr D. Nobody Ever Told Me（or my Mother）That!: Everything from Bottles and Breathing to Healthy Speech Development. 1 edition. Sensory World, 2010.

［58］Potock M. Personal Communication, 2018.

［59］Henning A. Tethered Oral Tissues Specialty Training, 2017.

［60］Silva MC, Costa MLVCM da, Nemr K, Marchesan IQ. Lingual frenulum alteration and chewing interference. *Rev CEFAC* 2009, 11: 363−369.

［61］Baxter R, Hughes L. Speech and Feeding Improvements in Children After Posterior Tongue-Tie Release: A Case Series. International Journal of Clinical Pediatrics［Internet］2018［cited 2018 Jun 28］; 0（0）. Available from: http: //www.theijcp.org/index.php/ijcp/article/view/295/254

［62］articulation | Definition of articulation in English by Oxford Dictionaries［Internet］. Oxford Dictionaries English［cited 2018 Jun 29］; Available from: https: //en.oxforddictionaries.com/definition/articulation

［63］Definition of Articulation［Internet］. Merriam-Webster Dictionary［cited 2018 Jun 29］; Available from: https: //www.merriam-webster.com/dictionary/articulation

［64］Yoon AJ, Zaghi S, Ha S, Law CS, Guilleminault C, Liu SY. Ankyloglossia as a risk factor for maxillary hypoplasia and soft palate elongation: A functional-morphological study. *Orthod Craniofac Res*, 2017, 20（4）: 237−244.

［65］Messner AH, Lalakea ML. The effect of ankyloglossia on speech in children. *Otolaryngol Head Neck Surg*, 2002, 127（6）: 539−545.

［66］Ito Y, Shimizu T, Nakamura T. Effectiveness of tongue-tie division for speech disorder in children. Pediatrics［Internet］2015; Available from: http: //onlinelibrary.wiley.com/doi/10.1111/ped.12474/full

［67］Walls A, Pierce M, Wang H, Steehler A, Steehler M, Harley EH Jr. Parental perception of speech and tongue mobility in three-year olds after neonatal frenotomy. *Int J Pediatr Otorhinolaryngol*, 2014, 78（1）: 128−131.

［68］Dollberg S, Manor Y, Makai E, Botzer E. Evaluation of speech intelligibility in children with tongue-tie. Acta Pædiatrica［Internet］2011; Available from: http: //onlinelibrary.wiley.com/doi/10.1111/j.1651−2227.2011.02265.x/full

［69］Webb AN, Hao W, Hong P. The effect of tongue-tie division on breastfeeding and speech articulation: a systematic review. *Int J Pediatr Otorhinolaryngol*, 2013, 77（5）: 635−646.

［70］Chinnadurai S, Francis DO, Epstein RA, Morad A, Kohanim S, McPheeters M. Treatment of ankyloglossia for reasons other than breastfeeding: a systematic review. *Pediatrics*, 2015; 135（6）: e1467−1474.

［71］Lalakea ML, Messner AH. Ankyloglossia: the adolescent and adult perspective. *Otolaryngol Head Neck Surg*, 2003, 128（5）: 746−752.

［72］Lalakea ML, Messner AH. Ankyloglossia: does it matter? *Pediatr Clin North Am*, 2003, 50（2）: 381−97.

［73］Mattar SEM, Anselmo-Lima WT, Valera FCP, Matsumoto MAN. Skeletal and occlusal characteristics in mouth−breathing pre-school children. *J Clin Pediatr Dent*, 2004, 28（4）: 315−318.

［74］Harari D, Redlich M, Miri S, Hamud T, Gross M. The effect of mouth breathing versus nasal breathing on dentofacial and craniofacial development in orthodontic patients. *Laryngoscope*, 2010, 120（10）: 2089−2093.

［75］Yoon A, Zaghi S, Weitzman R, Ha S, Law CS, Guilleminault C, et al. Toward a functional definition of ankyloglossia: validating current grading scales for lingual frenulum length and tongue mobility in 1052 subjects. *Sleep Breath*, 2017, 21（3）: 767−775.

［76］Palmer B. The Importance of Breastfeeding as It Relates to Total Health［Internet］. Brian Palmer, DDS For Better Health 2002［cited 2018 May 29］; Available from: http: //www.brianpalmerdds.com/pdf/section_A.pdf

［77］Lin S. Dental Diet: The Surprising Link Between Your Teeth, Real Food, and Life-Changing Natural Health The. Hay House, *Incorporated*; 2019.

［78］Moss ML, Salentijn L. The primary role of functional matrices in facial growth. *Am J Orthod*, 1969, 55(6): 566–577.

［79］Trabalon M, Schaal B. It takes a mouth to eat and a nose to breathe: abnormal oral respiration affects neonates' oral competence and systemic adaptation. *Int J Pediatr*, 2012, 2012: 207605.

［80］Eltzschig HK, Carmeliet P. Hypoxia and inflammation. *N Engl J Med*, 2011, 364(7): 656–665.

［81］Izuhara Y, Matsumoto H, Nagasaki T, Kanemitsu Y, Murase K, Ito I, et al. Mouth breathing, another risk factor for asthma: the Nagahama Study. *Allergy*, 2016, 71(7): 1031–1036.

［82］Yamaguchi H, Tada S, Nakanishi Y, Kawaminami S, Shin T, Tabata R, et al. Association between Mouth Breathing and Atopic Dermatitis in Japanese Children 2–6 years Old: A Population-Based Cross-Sectional Study. *PLoS One*, 2015, 10(4): e0125916.

［83］Hang WM, Gelb M. Airway Centric® TMJ philosophy/Airway Centric® orthodontics ushers in the post-retraction world of orthodontics. *Cranio*, 2017, 35(2): 68–78.

［84］Huang YS, Quo S, Berkowski JA, Guilleminault C. Short lingual frenulum and obstructive sleep apnea in children. Int J Pediatr Res［Internet］2015; 1(003). Available from: http://orofacialintegrity.com/wp-content/uploads/2015/05/short-ling-frenum-and-sleep-apnea.pdf

［85］Palmer B. Otitis Media: An Anatomical Perspective［Internet］. Brian Palmer, DDS For Better Health 2001［cited 2018 May 29］; Available from: http://www.brianpalmerdds.com/pdf/Otitis_media.pdf

［86］Sexton S, Natale R. Risks and benefits of pacifiers. *Am Fam Physician*, 2009, 79(8): 681–5.

［87］CDC-Data and Statistics-Sleep and Sleep Disorders［Internet］. 2017［cited 2018 Jun 26］; Available from: https://www.cdc.gov/sleep/data_statistics.html

［88］Kostrzewa-Janicka J, Jurkowski P, Zycinska K, Przybyłowska D, Mierzwińska-Nastalska E. Sleep-Related Breathing Disorders and Bruxism. *Adv Exp Med Biol*, 2015, 873: 9–14.

［89］Jokubauskas L, Baltrušaitytė A. Relationship between obstructive sleep apnoea syndrome and sleep bruxism: a systematic review. *J Oral Rehabil*, 2017, 44(2): 144–153.

［90］Chervin RD, Dillon JE, Bassetti C, Ganoczy DA, Pituch KJ. Symptoms of sleep disorders, inattention, and hyperactivity in children. *Sleep*, 1997, 20(12): 1185–1192.

［91］Wu J, Gu M, Chen S, Chen W, Ni K, Xu H, et al. Factors related to pediatric obstructive sleep apnea-hypopnea syndrome in children with attention deficit hyperactivity disorder in different age groups. *Medicine*, 2017, 96(42): e8281.

［92］Philby MF, Macey PM, Ma RA, Kumar R, Gozal D, Kheirandish-Gozal L. Reduced Regional Grey Matter Volumes in Pediatric Obstructive Sleep Apnea. *Sci Rep*, 2017, 7: 44–66.

［93］Macey PM, Kheirandish-Gozal L, Prasad JP, Ma RA, Kumar R, Philby MF, et al. Altered Regional Brain Cortical Thickness in Pediatric Obstructive Sleep Apnea. *Front Neurol*, 2018; 9: 4.

［94］McNamara JA Jr, Lione R, Franchi L, Angelieri F, Cevidanes LHS, Darendeliler MA, et al. The role of rapid maxillary expansion in the promotion of oral and general health. *Prog Orthod*, 2015, 16–33.

［95］Guilleminault C, Monteyrol P-J, Huynh NT, Pirelli P, Quo S, Li K. Adeno-tonsillectomy and rapid maxillary distraction in pre-pubertal children: A pilot study. *Sleep Breath*, 2011, 15(2): 173–177.

［96］Lehmann KJ, Nelson R, MacLellan D, Anderson P, Romao RLP. The role of adenotonsillectomy in the treatment of primary nocturnal enuresis in children: A systematic review. *J Pediatr Urol*, 2018, 14(1): 53.e1–53.e8.

［97］Oral health in America: a report of the Surgeon General. *J Calif Dent Assoc*, 2000, 28(9): 685–695.

［98］Bishara SE. Management of diastemas in orthodontics. *Am J Orthod*, 1972, 61(1): 55-63.

［99］Khoury MJ, Cordero JF, Mulinare J, Opitz JM. Selected Midline Defect Associations: A Population Study. *Pediatrics*, 1989, 84(2): 266-272.

［100］Hirsch S, Sanchez H, Albala C, de la Maza MP, Barrera G, Leiva L, et al. Colon cancer in Chile before and after the start of the flour fortification program with folic acid. *Eur J Gastroenterol Hepatol*, 2009, 21(4): 436-439.

［101］Troen AM, Mitchell B, Sorensen B, Wener MH, Johnston A, Wood B, et al. Unmetabolized folic acid in plasma is associated with reduced natural killer cell cytotoxicity among postmenopausal women. *J Nutr*, 2006, 136(1): 189-194.

［102］Mills JL. Fortification of Foods with Folic Acid — How Much is Enough? *N Engl J Med*, 2000, 342(19): 1442-1445.

［103］Brandalize APC, Bandinelli E, dos Santos PA, Roisenberg I, Schüler-Faccini L. Evaluation of C677T and A1298C polymorphisms of the MTHFR gene as maternal risk factors for Down syndrome and congenital heart defects. *Am J Med Genet A*, 2009, 149A(10): 2080-2087.

［104］Imbard A, Benoist J-F, Blom HJ. Neural tube defects, folic acid and methylation. *Int J Environ Res Public Health*, 2013, 10(9): 4352-4389.

［105］CDC. Data and Statistics | Autism Spectrum Disorder (ASD) | NCBDDD | CDC [Internet]. Centers for Disease Control and Prevention 2018 [cited 2018 Jun 25]; Available from: https://www.cdc.gov/ncbddd/autism/data.html

［106］Rogers AP. Exercises for the development of the muscles of the face, with a view to increasing their functional activity. *Dental Cosmos LX*, 1918, 59(857): e76.

［107］Bonuck K, Freeman K, Chervin RD, Xu L. Sleep-disordered breathing in a population-based cohort: behavioral outcomes at 4 and 7 years. *Pediatrics*, 2012, 129(4): e857-865.

［108］Camacho M, Certal V, Abdullatif J, Zaghi S, Ruoff CM, Capasso R, et al. Myofunctional Therapy to Treat Obstructive Sleep Apnea: A Systematic Review and Meta-analysis. *Sleep*, 2015, 38(5): 669-675.

［109］Mindell JA, Owens JA. A Clinical Guide to Pediatric Sleep: Diagnosis and Management of Sleep Problems. Lippincott Williams & Wilkins; 2015.

［110］Proffit WR, Fields HW Jr, Sarver DM. Contemporary Orthodontics. Elsevier Health Sciences; 2006.

［111］Chiropractic care for children: Controversies and issues. *Paediatr Child Health*, 2002, 7(2): 85-104.

［112］Lee AC, Li DH, Kemper KJ. Chiropractic care for children. *Arch Pediatr Adolesc Med*, 2000, 154(4): 401-407.

［113］Fry LM. Chiropractic and breastfeeding dysfunction: A literature review. *Journal of Clinical Chiropractic Pediatrics*, 2014, 14(2): 1151-1155.

［114］Page P. Cervicogenic headaches: an evidence-led approach to clinical management. *Int J Sports Phys Ther*, 2011, 6(3): 254-266.

［115］Mawji A, Vollman AR, Hatfield J, McNeil DA, Sauvé R. The incidence of positional plagiocephaly: a cohort study. *Pediatrics*, 2013, 132(2): 298-304.

［116］Pérez-Machado JL, Rodríguez-Fuentes G. Relationship between the prone position and achieving head control at 3 months. *An Pediatr*, 2013, 79(4): 241-247.

［117］Senju A, Shimono M, Tsuji M, Suga R, Shibata E, Fujino Y, et al. Inability of infants to push up in the prone position and subsequent development. Pediatr Int [Internet] 2018; Available from: http://dx.doi.org/10.1111/ped.13632

［118］Mukai S, Mukai C, Asaoka K. Congenital ankyloglossia with deviation of the epiglottis and larynx: symptoms and respiratory function in adults. *Ann Otol Rhinol Laryngol*, 1993, 102(8 Pt 1): 620-624.

著者致谢

Richard Baxter, DMD, MS

首先，我要感谢我的妻子 Tara，感谢她对这个项目的支持，感谢她用爱心精心抚养我们的双胞胎女儿，她们都有唇、舌系带过短导致的吮乳困难。感谢 Taylor McFarland 博士、Bobbie Baxter 博士、Christine Ekeroth、Michael McConnell 和 Lynn Richardson，感谢他们为这本书提出了宝贵的建议，付出了宝贵的时间与精力，使得这本书的质量大大提升。感谢舌系带研究领域的先驱们，是他们让我们这些从事相同领域的人能够更轻松地帮助有这些困扰的家庭。感谢 Larry Kotlow 博士，他为我和成千上万的其他从业者回答问题、授课和提供治疗建议，使我们获益匪浅。感谢 Marty Kaplan 博士对我的支持和鼓励，以及他提供的关于舌系带过短的有益课程。感谢 Bobby Ghaheri 博士作为耳鼻喉科医生向口腔医生伸出援助之手撰写了发人深省的博客文章，为我们审阅手稿，协助我们进行相关培训。本书中提出的许多方法和理念都来自于我们与这些人的互动和他们的协作。此外，我们还从每天在诊疗室里与舌系带过短抗争的患者身上获得了知识。感谢 Megan、Lauren、Lisa、Paula、Marty、Michelle 和 Rajeev，他们为本书做出了贡献，为本书的出版付出了大量心血。

Megan Musso, MA, CCC-SLP

我想向 Baxter 博士表达我的感激之情，感谢他邀请我帮助他完成这本书，感谢他在我兼顾写作和生活时给予我鼓励和支持。感谢 Courtney Gonsoulin、Diane Bahr、Melanie Potock、Autumn Henning、Kristie Gatto 和 Dana Hearnsberger，感谢你们为我在这一领域的发展奠定了坚实的基础，鼓励我为我的患者发声，在他们无法用言语表达时为其提供帮助，并成为喂养界勇敢的拓荒者。感谢 Kacie Peterson 和 Danielle Robinson，感谢你们的加入，让我能更好地为我们的患者服务，没有你们中的任何一员，我都无法完成我的工作。感谢我的丈夫——感谢你自始至终信任并支持我完成我所有的工作，并且在我把工作带回家时从不抱怨。对于我有幸帮助过的家庭，感谢你们为孩子而战并成为他们最大的支持者。最后，我所有的天赋和才能都归功于上帝，我非常感谢他选择我来完成这份非常有意义的工作。

Lauren Hughes，MS，CCC-SLP

首先，我要感谢 Baxter 博士，不仅感谢他让我参与了这个项目，还感谢他在我的工作起步时给予我的所有帮助。从我们第一次见面开始，如果他没有把我纳入他的工作团队中，我就不会拥有我现在的关于舌系带过短的经验或知识。感谢 Autumn Henning 从语言病理学家的角度向我介绍了舌系带过短，并允许我在我的章节中使用她的一些有价值的资料。感谢我的朋友和家人，在我满怀信心地离开医院建立自己的私人诊所的过程中，你们一路支持我。最重要的是，我要感谢 Baxter 博士和为本书做出贡献的每个人，是他们让人们意识到这个问题，这个问题对家庭、儿童和成人的影响远远超出了我们任何人的预料。

Lisa Lahey，RN，IBCLC

谢谢 Baxter 博士，感谢你对这本书的奉献，感谢你邀请我贡献自己的力量。我热衷于分享我的经验、教导和帮助父母及其他专业人士，以提高他们对所有年龄段患儿的母乳喂养知识和口腔功能的理解。我想向与我一起工作的家庭、儿童和成年人表示感谢，他们每天都教会我处理复杂的喂养问题并教会我坚持。我要感谢那些鼓励我学习更多口腔功能障碍和康复知识的导师。我特别感谢我亲爱的丈夫和 5 个孩子，他们一路支持和理解我为这本书付出的时间和精力。我感谢上帝赐予我天赋、技能和一份有意义的工作，使我能帮助他人找到健康和福祉。

Paula Fabbie，RDH，BS，COM

感谢 Baxter 博士以及所有医生和医疗保健专业人士多年来的信任和鼓励。他们的支持使我能够培养和发展我作为口腔肌肉学家、肌功能治疗师的兴趣和能力。感谢我的同事们，他们与我一样怀着无私奉献之心，多年来共同成功治疗了许多患者。特别感谢我的合著者 Lorraine Frey（RDH，COM，FAADH），感谢她在这个重要的新兴领域的贡献、持续的支持和出色的工作。感谢我的丈夫 Joe、儿子 Marc、儿媳 Laura，感谢他们支持我完成这项充满激情的使命。最后，感谢所有从这种亟需的治疗中受益的儿童和成人，感谢你们允许我在通往健康的道路上帮助你们。

Marty Lovvorn, DC

我非常钦佩 Baxter 博士，非常钦佩他拥有通过自己的努力对后代产生积极影响的能力。我真的很荣幸能在他的书中占有一席之地。我衷心感谢 Baxter 博士在整个过程中愿意陪伴我学习成长，感谢让我有机会在书中分享关于脊椎按摩疗法的观点。感谢我的妻子 Lindsey 的支持和鼓励，感谢她以饱满的热情向其他人分享脊椎按摩疗法和服务患者。我要祝福所有参与本书的人，这些为改善他人的生活、帮助他人获得最佳健康的奉献者。

Michelle Emanuel, OTR/L, NBCR, CST

感谢我的 3 个孩子 Eric Henry、Marin Elise、Ella Ann，以及在过去的 22 年里我评估和治疗过的数千名婴儿。养育子女和作为新生儿治疗师的经历充实了我的专业知识和技能。我很感激我的其他老师，Loren "Bear" Rex, Stephen Porges, Sue Ricks，还有许多住院医师和同事，以及在我的医院职业生涯中一起工作过的新生儿科医生和神经科医生，还有那些对我有过质疑并鼓励我继续探索的同事。谢谢你，Baxter 博士，谢谢你组建了这个"团队"，使这些婴儿和这些家庭在幼儿世界的航程中获得最大的益处。

本书的所有收益都将捐赠给慈善机构，用于支持当地和世界上最贫困地区的工作，我们也希望这本书能帮助到父母和医疗保健提供者。请与您的医疗保健提供者和其他父母分享本书吧，他们可能会从这本书中获得更多关于这种常见疾病的知识并从中受益。

（任道普　唐　洪　译）